スピリチュアルケアを学ぶ 5

愛に基づくスピリチュアルケア

意味と関係の再構築を支える

窪寺俊之 編著

聖学院大学出版会

はじめに

本書は、聖学院大学総合研究所カウンセリング研究センターが活発に行っているスピリチュアルケア研究講演を中心にまとめられる〈スピリチュアルケアを学ぶ〉シリーズの第五冊である。続いて第六冊も近く刊行される。これは、窪寺俊之教授をはじめとする研究センターの先生方の熱意あふれる献身的活動もさることながら、読者の方々を含め、現代社会のスピリチュアリティに対する広く深い関心に支えられてきたことを示している。

現代においてなぜこれほどスピリチュアリティへの関心が広がっているのだろうか？二十世紀の神学者パウル・ティリッヒは、その著『組織神学』の中で、個人も社会も、自己統合↓自己創造↓自己超越という螺旋《らせん》状プロセスをたどるとしている。スピリチュアリティは、その自己超越への渇き、予感なのではないだろうか？　そしてスピリチュアルケアは、その現代人がひそかに抱いている自己超越の待望にその基礎を持つと考えられる。

人間は常に「意味を求める存在」である。しかし意味を自分で規定することはできない。否、自分で規定した自己満足的「意味」に耐えられないのである。数学の世界で、数値というものがより高い次元から設定された座標軸でのみその位置を示せるように、人間の存在の意味も「自己超越」（端的に超越）から設定された座標軸からのみ表現することができる。ところで問題は、「自己超越」といっても、超越なら何でも許容されるかという、超越の内容規定の問題である。現代のスピリチュアリティ論はもちろんのこと、今世紀の哲学も宗教も、この課題、すなわち生の意味規定の課題に応えねばならないであろう。

　ところで、二十世紀末へ向かって冷戦が終結した。冷戦終結は、後代の歴史家によりやがて必ずや、現代の私たちが思う以上の激烈な地殻変動であったと審判されるであろう。冷戦終結は決して一部の思想家が楽観したような「歴史の終わり」ではなかった。断じてそうではなかった。むしろ二十世紀までのさまざまな未解決の課題が政治・経済・思想等分野を問わず、一挙に表面に諸矛盾があらわれて衝突し合うという、「地獄の釜開き」であった。この状況から、まず「原理主義」が跳梁《ちょうりょう》跋扈《ばっこ》してきた。社会変動が激しく、新しい時代の現実に即して人がめまいし、その意味規定する重荷に耐えきれない時、安易な「伝統」墨守としての「原理主義」に身を寄せようとする風潮。これはヴェルナー・フートが指摘するとおり、「確かさへの逃避」なのである。（＊1）ちなみに伝統継承と伝統墨守は似て非なるものである。伝統継承は、新しい時代の現実への創造的適応の努力なのであり、一方、原理主義すなわち伝統墨守はその努力の放棄であり、努力からの逃避にほかならないのである。次に「内なる世界への引きこもり」の傾向である。各自がウルリッヒ・ベックの提示する「私だけの『神』（＊2）」への後退となり、異なる世界との対話は拒否される。さらに各自の価値観は内面性に閉じ込められ、実証されえない課題は思索の対象からすべて拒否される。しかしこの両者、すなわち「原理主義」と「私だけの『神』への後退」は、異なる世界へ攻撃的態度を採るか否かを除けば、本質において同じである。

世界を脱魔術化し、個人と共同体を問わず人間の生のいとなみのあらゆる分野において合理化を極限まで進めてきている「近現代」社会は、当初牽引したプロテスタンティズム(正確には後期プロテスタンティズムの一翼を担うピューリタニズム)の精神に代わって、産業資本の論理、今世紀に入ってあらわとなってきたグローバリズムの論理が主役となって動かされていることが自覚されるに至った。その時人間はそもそも勤勉の意味を、勤勉であることを通しての献身の対象の明確なヴィジョンを、再び問い直さざるをえなくなっている。今世紀に入っての国際関係状況から覚知された「普遍的」と自称してきた歴史観への疑惑、懐疑がこれを後押ししている(無論トータルに否定されるべきものではないが)。

しかし、次元の低い存在が高次元の内容規定をすることは、本来不可能なはずである。それは「偶像崇拝」に類する典型的な誤謬、すなわち人間が超越者を何とかイメージ化しようとする誤りを繰り返すことになる。それなら「意味を求める存在」である人間も、結局のところ不可知論、さらに自己への後退と引きこもりに陥るしかないのであろうか?

しかし思索の手がかりとして唯一の有効な入口がある。それは、「自己の内面」を開いて他者(それは生物学的に今生きている存在に限定されない)に聴くことであり、他者の体験を聴くことであり、質疑・対話を通して、「各人の体験の意味化」を協働することである。ここにスピリチュアリティ論の貢献がありうる。なぜなら、スピリチュアリティ論は、人間を因果律のみの産物と見ることをせず、価値傾聴的存在、価値志向的存在としても見るからである。その視点は、人間に必ずや傾聴を要求するからである。

さらに、本書を含みこれまで本シリーズに収録された諸講演、諸論文にはある共通点がある。それは、ある使命感からの気負いから自分と異なるものを断罪する「原理主義」思想や自分と異質の他者に関心を持とうとしない「自分だけの『神』」信仰とは、まったく異質の精神がそこにあるということである。自己愛を超越した、まさに「自己奉献的真の愛」としか呼びえない精神の諸展開があり、その諸実践が報告されているということである。個別の人格による生のいとなみへの深い理解と共助、これこそ愛なるものの本質であり、普遍性を持った超越的座標軸がここにある。本研究センターはこの点をさらに、相互傾聴を通して深く追究していきたい。

最後に付言として、これまでのスピリチュアリティ論はやはり個人とその身近な社会に限定されて考察されてきたと言える。しかし今後は、人間のスピリチュアリティを根本的に前提とし、あの「真の愛」を基とした超越的座標軸からの規定を視点として、より大きな範囲の社会論、国家論、歴史観などへ思索の適用範囲を広げていくことが課題となろう。

ともかくとして、本書にご寄稿くださった講師・論者の方々に深甚なる敬意を表し、スピリチュアリティ論に関心を抱きはじめてくださったすべての方々に、これらの論考に傾聴し対話に入っていただきたく願う次第である。なぜならスピリチュアリティ論は、不動の中での思索の段階を早急に超えて、試行錯誤的実践の世界での思索であるからである。

聖学院大学総合研究所副所長・所長代行

阿久戸光晴

参考文献

＊1　ヴェルナー・フート『原理主義——確かさへの逃避』志村恵訳、新教出版社、二〇〇二年。Werner Huth, *Fluchen in die Gewißheit: Fundamentalismus und Moderne*, Claudius Verlag, 1995.

＊2　ウルリッヒ・ベック『〈私〉だけの神——平和と暴力のはざまにある宗教』鈴木直訳、岩波書店、二〇一一年。Ulrich Beck, *Die eigene Gott: von der Friedensfähigkeit und dem Gewaltpotential der Religionen*, Insel Verlag, 2008.

目次

第Ⅱ部

第Ⅰ部

新しい人生の希望
――ホスピス医療の現場から

山形　謙二

私はホスピス医療を行っている医師です。今日は、私自身がホスピスケア、緩和ケアの中で、スピリチュアルケアに対してどうかかわっているか、また、キリスト者としてどうかかわっているのか、神戸アドベンチスト病院でのいろいろな例をご紹介しながら、皆さんと一緒にスピリチュアルケアについて考えてみたいと思います。

態度価値とスピリチュアルケア

私たちは二〇一一年、東日本大震災等を経験しました。この中で生と死の厳しい現実を目の当たりにしました。

東日本大震災の直後、宮城県名取市の市役所の玄関のガラスに張り紙が張り出されました。ニュースで見られた方もいらっしゃるかもしれません。

最愛の妻と生まれたばかりの一人息子を大津波で失いました。いつまでも二人にとって誇れる夫、父親であり続けられるよう精いっぱい生きます。被災された皆さん、苦しいけど負けないで。
名取市職員S。

名取市の職員であった西城卓哉さんは三月十一日、激しい揺れを感じました。彼は市役所に勤めていて、震災のいろいろな対応に追われてなかなか家に帰れない。そして夜中にやっと家にたどり着きました。家には二人の姿はなかった。一生懸命捜して、最終的には息子さんが遺体で見つかった。奥様はどこにいるかわからない、行方不明のままでした。そのような苦しみの中から、彼はこういう張り紙を出したのです。

私たちはこのような抗しがたい、圧倒的な悲劇的現実に直面します。大地震、大津波、個人的には病気、あるいは死などに私たちは遭遇するわけです。そのような中で、私たち人間の価値を決めるのは一体何かということが問われてきます。

人の価値を見るときに、どれだけの偉大な仕事をしたのか、どれだけ創造的な仕事をしたのか、そういうものが問われがちですが、あのアウシュビッツを生き抜いたヴィクトール・フランクル（**Viktor**

Emil Frankl, 1905–1997）は言います。「人間の価値を決めるのは決してそんなものではない」と。人間の価値を決めるのは一体何なのか。彼はそれを「態度価値」と言いました。私たちが与えられた状況、特に私たちがどうしようもない、私たちの力では絶対変えることのできないような悲劇的な現実、あるいは死、病気、それを前にして、私たちがどういう態度をとることができるかが、私たちの最終的な人間の価値を決めるものだと彼は言うのです。

フランクルは『夜と霧』の中でこう書いています。

> 一人の人間がどんなに彼の避けられ得ない運命とそれが彼に課する苦悩とを自らに引き受けるかというやり方の中に、すなわち人間が彼の苦悩を彼の十字架としていかに引き受けるかというやり方の中に、たとえどんな困難の状況にあってもなお、生命の最後の一分まで、生命を有意義に形づくる豊かな可能性が開かれているのである。(1)

私自身ホスピスにおいて、死を前にした患者さんとかかわっています。そのとき、患者さんたちが自分の死を前にして、どういう態度をとることができるのか、それを援助するのがスピリチュアルケアなのです。

緩和ケアとは何か

緩和ケアとは一体何なのか。いろいろな定義がなされていますが、WHO（世界保健機関）の定義が代表的なものです。二〇〇二年に、緩和ケアとは一体何かということが次のように示されました。

緩和ケアとは、生命を脅かす病気に伴う諸問題に直面している患者とその家族の生命の質（QOL : Quality of Life）を高める取り組みである。それは疼痛やその他の諸問題、すなわち身体的・精神的・社会的・霊的（spiritual）な問題を早期に識別して、十分な評価と治療を施すことにより、苦痛を予防し軽減することを通してなされる取り組みなのである。[2]

人間の全人的な側面、身体的、精神的、社会的、霊的な側面、これらの側面から人間を全人的な存在として扱いながら、それに対してかかわっていくということを、このWHOの定義が述べているわけです。

この人間が死を前に直面する痛みに、ホスピスの先駆者であったシシリー・ソンダース（Cicely Saunders, 1918–2005）は「トータルペイン」という言葉を使いました。日本語に訳すならば、全人格的苦痛とでも言うものかもしれません。苦痛を分けてみますと、まず身体的な苦痛があります。これは痛み、全身倦怠感、呼吸苦などです。その次には、不安、うつ病、不眠、そういう精神的な苦痛。

三番目には社会的な苦痛。これは社会生活にかかわる問題からくるものです。経済的な問題、職業、家庭の問題、そういうものによる苦痛です。それから霊的、あるいは実存的な苦痛。スピリチュアルペインと言われるものがそこにあります。これは人生の意味や目的、希望などの喪失による苦痛というものになります。

英語の本ですが、**Medicine & Spirituality Series**（「医療とスピリチュアリティ」シリーズ）の中に *Making Health Care Whole*（『ヘルスケアを全人的なものにする』）という本が出ています。その中で、スピリチュアリティについて次のように述べられています。

スピリチュアリティは、失望・落胆のただ中にあっても、苦難に意味を与え、そして希望を見出すための助けとなるものである。苦難のただ中にあっても、熟達し思いやりに富み、徳にあふれた医療のプロは、患者の重要な拠り所となりうるのである。それを通して患者は、苦難を乗り越えて平安と受容に至るための慰めと力を得ることができるのである。[3]

窪寺俊之『スピリチュアルケア入門』では、スピリチュアリティとは「人間の危機に直面して生きる拠り所が揺れ動き、あるいは見失われてしまったとき、その危機状況で生きる力や希望を見つけ出そうとして、自分の外の大きなものに新たな拠り所を求める機能のことであり、また、危機の中で失われた生きる意味や目的を自己の内面に新たに見つけ出そうとする機能のことである[4]」と述べられています。私たちがそういう人生の危機に直面するとき、このスピリチュアリティが非常に活性化され、刺激されて出てくるわけです。

では、スピリチュアリティと医療がどう交わっていくのか。アメリカの緩和医療の教科書に *Textbook of Palliative Medicine* という本があります（以下、『緩和医療』と表記）。これはいわゆるスピリチュアリティについてかなり詳しく扱っている本です。その中では次のように述べています。

死に直面するとき、実存的不安が活性化され、ここにスピリチュアリティと実存的問題が、苦悩との関係において、医学と相交わるようになる。医療という脈絡において、スピリチュアルケアは、通常、宗教と一般的スピリチュアリティを含むが、同時にもっと一般的な哲学的・実存的問題も考慮されなければならない。[5]

ここでは、スピリチュアリティという実存的な問題がその苦悩との関係において、医学と相交わるようになると述べられています。

それからもう一冊、アメリカで出版されている緩和医療学の教科書 *Principles and Practice of Palliative Care and Supportive Oncology*（『緩和ケアと支持腫瘍学の理論と実践』）の中で「スピリチュアルケアのチャレンジ」として次のように言っています。

もう治る見込みがない時においてさえ、人生の意味と目的を見出しうる。どんなに重篤な患者でも（人間）関係を持つことができ、癒やしを得ることができる。この癒やしの関係という脈絡において、患者と医師、その他の医療従事者は共に結び付けられる。……スピリチュアルケアは患者と医師の関係の重要性を強調する。……この関係の重要なカギは医師が患者に全身全霊を捧げること、すなわち、十分な思いやりを持ってその場に臨むことを実践することである。

これは医師が、集中力を妨げる時間的制約や身体的治療の側面やその他の邪念を取り払い、全身全霊をもって患者に臨み、患者に全神経を注ぐことを意味する。これに不可欠なものは、患者の恐怖・希望・夢などに耳を傾け、患者とその家族の人生のすべての次元、すなわち身体的・情緒的・社会的・そしてスピリチュアルな次元に注意を傾ける能力なのである。[6]

これが私たち医療従事者に与えられたスピリチュアケアのチャレンジであるというのです。これを読むと、真の意味で医療従事者がスピリチュアルケアに携わろうとするなら、全身全霊をもって患者に臨むこと、患者に全神経を注ぐことが必要であると書かれています。これを考えるときに、私たちはいいかげんな態度で患者さんとかかわることはできない。本当に全身全霊を傾け、患者さんのスピリチュアルなニーズに応えていく必要があります。

以前、まだ四十代の卵巣がんの患者さんがいました。非常に強い痛みの中にあって、私たちの病院に来られました。そして、もう寝たきりになっていました。私たちは集中的に痛みの治療をし、そして、ホスピスケアをやりました。その方は一カ月ぐらいの入院の後、亡くなられました。

しばらくして、その方のお姉様が訪ねて来て、「妹の遺品をずっと片づけて整理していたら、病床日記が出てきました。ぜひ先生に読んでもらいたいと思って」と言って、コピーをくださいました。

それを見ると、こう書いてありました。「私は今、とても幸福です。皆に愛され守られ、大事にされていることがひしひしと伝わってきます。人の温かさ、本当のぬくもりを今ようやく理解できるようになった気がします。私は皆によって生かされているんだなと、つくづく入院生活をしていてかみしめています。最初は不安で、今でも不安な気持ちはありますが、心も落ちつき、ようやく未来に向けて一歩一歩進んでいけるような感慨に落ちついてきたところです」。

私はこれを読んで本当に感銘を受けました。寝たきりになってしまって死を前にした患者さんが、「私は今、とても幸福です」と書いているのです。なぜでしょうか。その理由として、「皆に愛され、守られ、大事にされていることがひしひしと伝わってきます」と書いてあったのです。

私はこれを通して、医療がたとえ末期のがんにおいて体を癒やすことができないとしても、心の癒やしはありうるということを教えられました。どんな状況にあっても、患者さんが本当に周りから愛され、守られ、大事にされているということを感じることができるとき、心の癒やしは可能なのです。患者さんは死を前にしても、「私は今、とても幸福です」と言うことができるのです。

スピリチュアルペインから見える課題

アメリカのホスピス緩和医療学会の入門書である『緩和ケア入門』の中に「喪失体験とスピリチュアルペイン」についてまとめてありました[7]（表1）。死を前にして四つの喪失体験があるとまとめられています。

「もう何の将来もなくなってしまった」、「よくならないのなら、生きている意味がない」という「希望の喪失」。「なぜこんなことが起こるのか、全然意味がわからない」。「なぜこんなことが起こるのか」、宗教者であれば「なぜ神がこれを許されるのか」という「意味の喪失」。「もう働けない身になって、自分は一体何者なのだろう」、「一日中ベッドに横たわっている自分が無価値に感じる」という「尊厳の喪失」。それから、「家族を残していくことなんて、自分には耐えられない」、「姉とは疎遠の仲で、彼女に何を言うべきかわからない」という「関係性の喪失」です。ここにおいては関係性の回復ということが必要になってきます。

今日は、この四つの喪失に沿って、スピリチュアルペインを考えてみたいと思います。

1　希望の喪失（絶望）→希望を分かち合う

まず最初に、希望の喪失です。いわゆる絶望ということです。皆さんよくご存じのように、ゼーレン・キルケゴール（Søren Aabye Kierkegaard, 1813–1855）が『死に至る病』で「死に至る病とは

希望の喪失 Loss of Hope	「もう何の将来もなくなってしまった」 「良くならないのなら、生きている理由がない」
意味の喪失 Loss of Meaning	「なぜこんなことが起こるのか、全然意味がわからない」 「なぜこんなことが起こるのを、神が許されるのか」
尊厳の喪失 Loss of Value	「もう働けない身になって、自分はいったい何者なのだろう」 「一日中ベッドに横たわっている自分が無価値に感じる」
関係性の喪失 Loss of Relationship	「家族を残していくことなんて、自分は耐えられない」 「姉とは疎遠の中で、彼女に何を言うべきかわからない」

（Timothy E. Quil, et al., *Primer of Palliative Care*, 5th ed., America Academy of Hospice & Palliative Medicine, 2010, p.97より）

表1　喪失体験とスピリチュアルペイン

絶望である」と述べています。人間は本当に希望がないと生きていけない。希望があるときに、人間は将来に向かって積極的に生きることができるのです。

アウシュビッツの強制収容所を脱出して生き抜いたポーランド人のスタシャックという方は、希望に関してこう言っていたそうです。「人間は鋼鉄のように強い神経をもっている。その神経にたえず希望という小川が流れているかぎり、人間は耐えられるのです」(8)。希望という小川が流れている限り、人間はいろいろな苦難に耐えることができるということを、彼は自分のアウシュビッツ体験から述べているのです。

ホスピスにおいては、患者さんたちはいろいろな希望に支えられて生きることができます。そして私たちサポートする側の大事なことは、患者さんと共に小さな目標を立ててその実現に向かって歩むことです。目標に向かって歩むことがその人にとって生きがいになり、希望になってくるわけです。

六十代の男性の患者さんがおられました。この方は、十月に私たちのホスピスに入院されました。入院のときに彼はこう言いました。「来年の六月は息子の結婚式がある。それまでは、どうしても死ぬわけにはいかない」。私はこれを聞いたときにどきっとしました。十月に入院されたときにはもう病気がだいぶ進んでいて、年を越せるかどうかと考えていました。ですが彼は、「来年の六月まで死ぬわけにはいかない」と。さて、これはどうするか。ご本人を交えてご家族と話し合いました。その結果、息子さんの相手方の理解も得られて、年内に結婚式をしようということになり、十二月十六日、ホスピス病棟で結婚式をすることにしました。病状は進行して全身衰弱はどんどん進んできました。しかし、彼は父親としての任務を果たすべく、その結婚式に向かって頑張ってくださいました。結婚式の日は、やっと車椅子に移乗させてもらって参加されました。この日、彼は自分で寝返りも打てないぐらいでしたが、父親としての役割を立派に果たし、しっかりと息子の晴れ姿を見ることができました。

病棟の祈りの部屋での結婚式で、息子さんに向かって、「本当におめでとう」と言っていました。私たちスタッフもみんな一緒にそこで写真を撮りました。苦しい中にあっても、息子さんの顔や晴れ姿を見た彼の顔は、本当に輝いて見えました。

そして彼はその約二週間後の一月二日、家族全員に見守られながら息を引き取られました。彼と家族にとって、生きている父親として息子の晴れ姿を見られたということは本当に大きな意味のあることでした。このように、何か目標を目指して生きるということが希望につながってくるのです。

希望を与える医療として、エリザベス・キュブラー・ロス（Elisabeth Kübler-Ross, 1926–2004）は『死ぬ瞬間』の中でこう言っています。

患者のすべては微量の希望を持ち続け、とくにつらい時期時期を、それによって励まされている。現実的な希望にしろそうでないにしろ、そのような希望をもたせてくれる医師へは最大の信頼がかけられる。悪いニュースに囲まれながらも、そこに一つの希望が指し示されれば患者は感謝する。だからといって医師が患者にウソをつかなければならないということではない。それはただ、わたしたちが患者と希望を分けもつという意味である。なにか思わぬよい事態が起こるかもしれない、病気の軽快があるかもしれない、寿命が案外のびるかもしれない、そういった希望を関係者が患者とともに分けもつということである。(9)

患者さんが希望を持って生きるということが、ホスピスにおいては非常に大切なことになります。英語でこういう言葉があります。"Hope for the Best and Prepare for the Worst"「最善を望みつつ、最悪に備えて生きる」。ホスピスにおいてはそういう生き方になります。あまり楽観的ではいけない。しかし、希望を持たなければいけない。ですから常に希望を持ちつつ、かつ最悪の事態に備えつつ生きるという生き方を私たちはしていかなければいけないわけです。

希望が全然ないと、患者さんたちは生きることができません。どこかに希望の扉を開けておく、そしてそれに向かって日々歩んでいくということが重要になってきます。

2 意味の喪失（虚無感）→その人らしさの尊重

二番目は意味の喪失です。意味の喪失は虚無感をもたらします。いかに虚無感を癒やしていくかということがまた、ここにおいて重要になってきます。ニーチェが『道徳の系譜』という本を書いていますが、その中で彼はこう言っています。「苦しみに対して人を憤激させるのは実は苦しみそのものではなく、むしろ苦しみの無意味さである」[10]。

人間というのはどんな苦しみであっても、もし意味をそこで見いだすことができるなら、その苦しみに耐えることができます。私も病院にいてよく感じるのですが、例えばお産の苦しみがあります。その苦しみは本当に痛い。しかし、お母さん方はその苦しみになぜ耐えることができるのでしょうか。それは、その苦しみや痛みの意味がわかっているからです。自分は苦しんでいるが、そこに新しい命が誕生するという、その苦しみの意味を知っているのです。人間は苦しみがあったときに、その意味を知るということが非常に重要になってきます。

パウル・ティリッヒが『生きる勇気』という本を書いていますが、その中で三つの実存的不安を述べています。彼はそこで、「死の不安」と「断罪の不安」と並んで「無意味性の不安」を挙げています[11]。人間は意味がわからないときに、非常に不安になってきます。

先ほど紹介した緩和ケアと腫瘍学の教科書もこう書いています。

意味の重要性。無意味に見える状況において、人は意味を探求したり、意味を創造しようとする。

意味を見いだすことが緩和医療におけるＱＯＬ向上に、最も関係していることが示されている。意味を与えうるものとして、関係性（人・神など）、あるいはスピリチュアリティ、宗教などがある。[12]

「第九回欧州緩和医療学会」（EAPC 2005）がドイツのアーヘンで行われたときですが、世界的なホスピス運動の指導者であるシシリー・ソンダースと一緒に働いたロバート・G・トワイクロス（Robert Twycross）という方がそこで基調講演をしました。そのときの題が“Death without suffering?”（苦痛なしの死というものはありうるか）というものでした。非常に格調高い講演で、私自身も聞きながら心が洗われるような経験でした。その中で彼はこう言いました。

時々、医師や看護師、そして他の医療従事者が何もできないと感じることがあります。ゆっくりと、私は何もできないという無力さの重要性を学んできました。私はそれを自分自身の人生で経験してきましたし、自分の仕事の中でそれと共に生きてきました。秘訣はそれを恐れず、それから逃げないことです。死にゆく人は私たちが神ではないことを知っています。彼らが望んでいることは、私たちが彼らを見捨てないということです。自分自身以外には何も与えるものがない

ときに、人生には意味があり目的があるという確信こそが、私たちをこの仕事において支えてくれるものなのです。(13)

本当に私自身、死を前にして医療者は何もできないという無力さを感じます。彼の言うように、その何もできないという無力さの重要性を私たち医療者は学ぶ必要がある。しかし、それから逃げてはいけない。そして私たちは、常に最後まで何もできないという無力さを感じるとしても、最後まで彼らを見捨てないという姿勢を持ち続けることが重要なのです。

以前、雑誌の編集者から一冊の雑誌が送られてきました。死の特集があったときに、私たちの病院で亡くなられた方の娘さんが手記をそこに投稿したのです。それで編集者が、「先生の患者さんのことですから」と言って一冊送ってくれました。この患者さんは、私たちの病院に来る前は、「苦しい、苦しい。早く殺してくれ、早く死なせてくれ」と言っていて、家族が非常に困っていた方でした。そういう状態で私たちのホスピスに来られました。お嬢さんはこう書いていました。

母が病院に見放されていることを感じ、また病気の進行によって余命の短いことを自覚するようになったとき、もうこの道しかないとホスピスのことを持ち出し、本人も交えて話し合って転院を決めました。ホスピスのベッドに横たわった瞬間、ここは落ちつくと言った母。病棟、病室の雰囲気から、母が感じたのでしょう。それから一カ月半、お医者様、看護師さん、牧師さん、栄養士さん、ボランティアの方々、掃除の職員さんなどの献身的な心身のケアを受け、世の中にこんな病院があったのかと患者も家族も感動の連続でした。「こんないいところを探してくれてありがとう。こんなところにいたら、もう少し生きたくなってきた。こんなところで最期を送れるとは私は幸せ者だ」などと感謝と満足の言葉を言い続けた母でした。

ここで重要なのは、「もう少し生きたい」という言葉です。「死にたい、死にたい」と言っていた患者さんが、「もう少し生きていたい。生きるのはいいことだ」と感じる、そういう気持ちになるということがここで重要になってきます。さらに、次のように書かれていました。

七夕には「ホスピスとの出会い、病気がくれた贈り物」と短冊に書きました。それまでの不安、不信、焦りの生活が、感謝と安らぎの生活に一変したのでした。ホスピスに入って変わったのは母だけではありません。苦しむ母を見るのがつらくて、一日も早く亡くなってほしいと願っていた私は、母がホスピスに入ってからは一日でも長くいてほしいと思うようになり、子が親に対して願う正常な心を取り戻すことができたのです。家族もホスピスの空気と温かいスタッフの方々との触れ合いに癒やされた一カ月半でした。ホスピスで母をみとれたことは私たちの誇りです。

カナダのマニトバ大学精神科のハーベイ・マックス・チョチノフ（Harvey Max Chochinov）が、「ディグニティセラピー（Dignity Therapy）」を考案して、二〇一二年にそれをまとめた本が出版されました。[14] ディグニティセラピーとは、家族とその患者さんが人生の終末のリアリティと格闘するときに直面する、心理的、実存的、スピリチュアルなケアに対して作成されたものです。主に患者さんたちが自分の人生を振り返りながら、自分の人生は意味があるものであったと感じる。そして家族に対して手紙を書きながら自分たちの人生を振り返り、家族に感謝する、というセラピーをチョチノフは始めています。自分にとって人生が意味あるものであったという振り返りをなすということです。今後、これがどのように実施されていくか注目される治療の一つになってきていると思います。

私たちがホスピスにおいてよく行うものの一つは、患者さんの作品の展示会です。患者さんはそれぞれいろいろな趣味を持っています。絵を描く、刺繍や生け花など、いろいろあります。たとえそれがプロでなくても、患者さんたちが趣味として何か持っていたら、それを一つの今までの人生の振り返りのきっかけとするように、私たちは展示会をやるのです。

患者さんが今までずっと描いてきた絵をできるだけ持ってきていただいて、そこに解説をつけるなどして展示会をやります。つい先月は、患者さんがずっと俳句を趣味にしていたので、その俳句を書いていただきました。患者さんの写真展もやりました。患者さんが実際に私たちに、これがどういう写真で、どういう意味があるかということをいろいろ教えてくださいました。こういう作品展をやりながら、その作品を通して、その患者さん一人ひとりがどういう人生を歩いてきたかを私たちは知ることができます。

趣味というのは、その人が一番その人らしいことを確認できる世界です。そして、展示会の準備をする過程というのは、自分の歩いてきた道、その人生の総括と最終的仕上げの一つのきっかけになります。人生の振り返りのきっかけをこれで与えることができるわけです。私たちが展覧会を行う意味はここにあります。

そして、展覧会では、自分が死んでもなお自分の死を越えて、自分にとって意味ある人々の記憶に刻んでいくことができます。展示会をやるときに、私たちはいつもそこにノートを置いておきます。そして、それを見に来た方々に、その患者さんに対するメッセージを書いてもらいます。それが患者さんにとっても一つの意味あるものになるし、患者さんが亡くなったあと、家族にとっても意味あるものとなっていくわけです。

そしてここで重要なことは、こういう作品展をやることが、自分は本当に意味ある人生を送ったということを、家族と患者さんが再確認できる一つのきっかけとなる行為であるということです。どんな状況にあっても、どんなに死を前にしても、やはり私たちの人生には意味があるということを、患者さんたちが自分の毎日の中で感じることができる、そのことが必要であると私は思います。

ヴィクトール・フランクルは『それでも人生にイエスと言う』の中でこう言います。

苦難と死は、人生を無意味なものにはしません。そもそも、苦難と死こそが人生を意味のあるものにするのです。人生に重い意味を与えているのは、この世での人生が一回きりだということ、私たちの生涯が取り返しのつかないものであること、人生を満ち足りたものにする行為も、人生をまっとうしない行為もすべてやりなおしがきかないということにほかならないのです。

けれども、人生に重みを与えているのは、ひとりひとりの人生が一回きりだということだけではありません。一日一日、一時間一時間、一瞬一瞬が一回きりだということも、人生におそろしくもすばらしい責任の重みを負わせているのです。[15]（傍点原著）

苦難と死ということ、それがそもそも人生に意味を与えるのだということを、彼はこの本を通して私たちに教えてくれています。

3　尊厳の喪失（自己卑下）→自尊心の尊重

三番目は尊厳の喪失です。患者さんは自己卑下に陥りやすい。そのときに、本当に最後の最後まで患者さんたちがどうやって尊厳を持って生きることができるのかということが、重要になってきます。

米国ホスピス緩和医療学会の『緩和ケア入門』の中にこう書いてあります。いわゆるスピリチュアルペインです。患者さんたちは、次のように問いかけます。

いつもしていたことができなくなってしまった私とは、いったい何者なのだろう？
私には悪臭があり醜くなって、自分の個人的必要さえも全部人に頼らなければならなくなっても、皆は自分を愛してくれるのだろうか？
これらのつらい喪失を耐えてきた私とは、いったい何者なのだろう？[16]

このように患者さんたちは、自己卑下に陥ります。自分が本当に価値のないものに感じるようになる。病気が進めば進むほど寝たきりになって、栄養状態が悪くなって痩せこけていって、自分らしさが失われる。本当に自分は一体価値のあるものなのか。こういう人間でも、こういう自分でも、周りの人たちは果たして自分を愛してくれるだろうか。そういう問いかけを患者さんはしてくるのです。

そのときに、どんな状態にあっても、患者さんは私たちにとって意味のある存在であり、大切な、大事な大事な存在であるということを、患者さんがそのケアの中で実感できるということが重要になってきます。

よく言われる対比ですが、「すること」と「あること」、漢字で書けば「行為」と「存在」。英語では doing と being が取り上げられます。現代社会では「すること（行為）」、何ができるか、何をしてきたのか、という尺度によって人間が価値づけられます。しかし、「すること」、「何ができるか」に価値を置く限り、人間はベッドの上で何もできなくなってしまったとき、死を前にしたとき、終末期に生きる意味を失ってしまうわけです。

そこにおいて問われてくるのは、人間の究極的な価値は一体どこにあるのかということです。それは患者さんたちも問われてくるし、私たち医療者もそこにおいて問われてくるのです。私たちは何に価値を置いて生きていくのか。

終末期において、特に緩和ケアにおいて大切なのは、「あること」「存在すること」の価値を大切にするということです。「いかに身体が変わりゆこうとも、医療者・家族・友人にとって〈同じ意味ある存在〉であり、〈かけがえのない存在〉であることを具体的なケアとかかわりの中で知ることができる」、それが非常に重要になってくるのです。

以前、一人の脳腫瘍の患者さんがいました。まだ二二歳の若い男性でした。彼ははじめは私たちと会話をしたり、病棟を歩いていました。ところが病状が進み、脳腫瘍のせいで麻痺が出て歩けなくなり、やがて寝たきりになりました。さらに病状が進んで意識障害が出現し、意識不明の状態になりました。結局、ただベッドの上で寝て、そこで息をしているだけの状態です。私たちが一生懸命ケアをしても何の返答もない。何の反応もない。「ありがとう」の言葉も返ってこない。そういうような状況です。

このような患者さんにご両親が、それはそれは私たちの頭が下がるような本当にいいケアをなさいました。お父さんとお母さんが毎日交代で二十四時間泊まり込んで、一生懸命この息子さんの世話をしていました。

ある日、朝の回診のときに、お父様が言いました。「息子は本当にかわいくてかわいくて。だんだん純真な子供時代に返っていくようです。こうやって顔を拭いてあげて、『息子よ、ありがとう。このようにお世話させてもらって』という気持ちの毎日です。本当にこんな時間が持てるなんて、私たちは幸せ者です」。私はこの言葉を聞いて、本当に涙が出そうになりました。

本当に親だから言えること、親だからできることです。現代は本当に愛という言葉があふれています。しかし、ほとんどの愛というのは見返りを求める愛ですよね。ここにあるのはささげ尽くす愛です。本当に「ありがとう」の言葉も返らない、ただ寝ているだけの子ども。しかし、その子どもに対して、「息子よ、ありがとう。このようにお世話させてもらって」という気持ちで毎日接する。

私はこれを聞いたときに、これこそ私たち医療者が持たなければいけない気持ちだと思いました。患者さんたちがたとえどんな存在であっても、意識がなくなったとしても、寝たきりになったとしても、本当にそこに価値ある愛すべき存在として私たちは仕えていく。そして、本当に「患者さん、ありがとう」という気持ちで一人ひとりに接していかなければいけないと、私自身このお父様から学ばせていただきました。

リチャード・ニーバー（H. Richard Niebuhr）はこう言っています。「愛とは、愛する者が存在していることに対する喜びである。愛は感謝である。すなわち愛は、愛する者が存在していることに対する感謝の想いである[17]」。

愛とは決して見返りを求めない。その愛する者は何もしなくてもいい。ただ寝ているだけもいい。

その人が存在していることに対する喜びが、本当の意味でのその患者さんに対する愛であるとここで述べています。

アメリカの『看護師のルール』という本の中の第一三条にこう書いてあります。「患者が入院するとき、自尊心を持って入院する。それを取り去らないようにしなさい」[18]。病院というところは、ある意味では本当に恥ずかしい思いをすることが多いわけです。しかし、そのときに私たちが本当に気をつけなければいけないことは、患者さんの自尊心を傷つけないような対応のあり方です。

私たちのするちょっとした配慮によって、患者さんの家族は非常に喜ばれます。この間もはっと思ったことがありました。患者さんが寝たきりになって自分でトイレにも行けなくなったとき、あるいは尿が出なくなったときに、導尿の管を入れて下に袋を置いておきます。私たちのホスピスは、袋には必ずカバーをするようにしています。すると、その方のお嬢さんが北海道からいらして、「先生、ありがとうございました」と言いました。「どうしたんですか。何ですか」と聞いたら、「前の病院でお母さんのベッドに行くと、すぐに目に入るのがお母さんのおしっこの入った袋です。それを見るたびに本当に悲しい思いをしていました。だからここに来て、おしっこの袋にカバーがかけてあるのを見て本当に安心しました。ほっとしました」と言うのです。

私たち医療者はともすれば鈍感になりがちです。しかし、患者さんたちが本当に最後の最後まで人間らしく生きるということ、私たちが本当にそれをやるということがご本人にとって、家族にとって大切なことだということを、その話を聞いて思わされました。

自尊心とは一体何か。アメリカ医師会が二〇一一年に出した本にはこうあります。

尊厳とは、人間の究極の価値を意味する言葉である。本質的な意味において尊厳とは、ありのままの存在、すなわちただ人間であるという理由のみで人間が有する価値のことである。仕事もできなくなり、人に依存し、容貌も変わる中で、人間としての究極的価値が疑問に思われ、自分自身の本質的価値についてさえも疑うようなときにあっても、死にゆく人は、自分がこの価値を有していることを確証させられる必要がある。(19)

どんな状態にあっても、本当に死を前にしても、その人間の究極的な価値、尊厳を持つということが重要であるということです。

投書箱に入れてくださった言葉に私自身本当に勇気づけられたことがありました。「ホスピスに入院させていただいてありがたかったという一言に尽きます。言葉が発せなくても、意識がなくなっても、絶えず人として接してくださったのはとてもうれしかったです。死が病気や病院によってねじ曲げられることなく、人間の生きざまの延長線上にあって終えることができたと思えることがうれしいです。家族の者が何の悔いもなく本人の意思を尊重してあげることができ、また自分のしてあげたいことができたと今思えるのは、先生をはじめ看護師さん、栄養士さん、牧師さん皆様方の行き届いた看護のおかげだと心より感謝しております。本当にありがとうございました」。

具体的にどの患者さんかは思い浮かばなかったのですが、このように家族の方に書いていただいて、私自身も本当にうれしく思いました。本当にどんな状態にあっても、最後まで患者さんが尊厳を持って扱われるということが重要であるとわかると思います。

4 関係性の喪失（孤独）→意識的・共感的に共にある

四番目は、関係性の喪失ということです。患者さんは、自分の死を前にして、非常に苦しくなり、そして孤独を感じることが多くなります。本当に孤独を感じないように、患者さんが最後の最後まで周りから自分が大事にされ、愛されている、そして本当にいい関係を持ちながら亡くなっていくことが重要になってきます。

『がんからの出発』の著者であるワット隆子さんは、日本における患者の会の先駆的な働きをなさった方です。彼女は乳がんになり、本当に深い孤独を感じて、東京から始まって全日本に「あけぼの会」という乳がん患者の会をつくっていきました。彼女は自分のがん体験をこの本の中でこう書いています。

「陽が照っている大通りを、鼻歌うたいながら大またで闊歩していたら、突如、マンホールのような穴に落っこちた。一瞬、自分の身に何が起きたのかわからない。暫くたってあたりを見渡すと、暗い深い穴の中に自分はいる。助けてー、と叫んでも外まで声が届かない。先刻までの人生とは完全に遮断されてしまった。悲しい、さみしい、悔しい、孤独、不安、恐怖、絶望[20]」。彼女はがんに陥った自分の孤独な気持ちをこう表現しています。

この「あけぼの会」ができてから三十年ぐらいになりますが、ちょうど二十周年のときに記念講演を頼まれて、そのとき初めてワット隆子さんに会いました。彼女が、がん患者さんみんなの孤独を癒やすために患者の会をつくって、共に分かち合う、孤独を克服する、という取り組みをしていることに、私自身感銘を受けました。

孤独に関してエーリッヒ・フロム（Erich Seligmann Fromm, 1900–1980）が『愛するということ』の中でこう書いています。「人間のもっとも強い欲求とは、孤立を克服し、孤独の牢獄から抜け出したいという欲求である[21]」。

私の母校のロマリンダ大学から送られた最近の新聞の中に、ある家族の写真がありました。その写真の下には、「このお母さんは二人の息子から大きなサポートを受けている」とありました。お母さんはがんで、抗がん剤を使って髪の毛が全部なくなってしまった。お母さんは苦しい思いをしている。そこで、その息子二人はお母さんの苦しみを分かち、そして、お母さんと一緒に自分たちは闘うんだと言って、自分たちも丸坊主にしてしまった。本当にほほ笑ましい写真でした。患者さんの孤独を医療者がどう分かち合っていくのかが、重要になってくると思います。

『癒やしを与える存在というアート』の中には、次のように書いてあります。

もしあなたが癒やしを与える存在であるならあなたはアーティストである。……癒やしを与える存在とは、その時点において、他者がどのような人生の段階にあろうとも、その全人的完成への可能性を信じかつ肯定しつつ、意識的・共感的に他者と共にいるというありようなのである。[22]

本当に癒やしを与える存在というのは、その人がどういう段階にあろうと常に肯定しながら、全人的完成に向かっている。その人と、意識的・共感的に共にいるということが重要だとこの本には書かれています。

六十代の女性の患者さんのことを紹介します。左の頸部にがんがありました。非常に強い痛みの中で私たちのホスピスに来られました。私たちのホスピスに来られたときには頸部のがんはかなり進行していて、左頸部の軟部組織が全部崩れ落ちてしまい、外から筋肉と神経と動脈と静脈が露出して見えていました。頸動脈が脈打つたびに、そこから血液がにじみ出てきます。もういつ頸動脈が破裂してもおかしくないという状態でした。

その方には激しい痛みがありました。まず集中的に痛みの治療をしました。そして痛みが取れたときに、彼女は本当に喜んでくださいました。そして彼女からこう聞かれました。「私は本当に医学に救われた。痛みが取れて、こんなに楽になった。ありがとうございます。何か自分は医学に対して恩返しをしたい。私に何かできることはないでしょうか」。

彼女は最終的に何を選んだか。自分の目をアイバンクにささげるとかいろいろなことを考えましたが、最終的に自分の体を解剖学教室に献体することを決意なさいました。医学生たちが自分の体を解剖して、勉強して、立派な医者になってほしい。彼女の望みはそういうことでした。自分の体を通して勉強することによって、医学生たちに自分のように苦しんでいる人たちのためにぜひ尽くしてほしい。彼女はそういう気持ちを持って献体登録の書類を書きました。

そして、まさにその献体登録をした次の日、恐れていたことが起こりました。彼女の頸動脈が破裂してしまいました。彼女のベッドはあっという間に血の海になり、彼女はそこで亡くなってしまいました。彼女のたった一人の息子さんもそこに間に合わなかった。ホスピスにおいては、患者さんの病状がだんだん重くなっていくと、家族と私たちみんなが集まって一緒に最期の別れをする、それが普通のやり方ですが、彼女の場合はあまりの急変です。家族も間に合いませんでした。

彼女が亡くなったあと、私は何となく心にひっかかるものがありました。彼女は医学で本当に自分が楽になったことを感謝してくれた。しかし、彼女は自分の死に対して備えができていたのか。一生懸命感謝して、何かしたい、何かしたいと言ってくださったが、彼女自身は自分の死に対してどういう備えができていたのか。それが非常に気になりました。

彼女が亡くなってしばらくしてから、息子さんが訪ねて来て、こうおっしゃいました。「先生、母の遺品を片づけていましたら、手紙が出てきました。何通かの手紙があったのですが、その中に先生への手紙がありました。これを先生に届けたいと思って持ってきました」。

手紙にはこう書いてありました。「ありがとうございます。何百回、何千回書きましてもあらわせない私の今の気持ちです。今思えば、あのときは私の限界だったと思います。途方に暮れて天使に手を引かれるようにしてやってきた病院で、こんなに満ち足りた幸せをいただき、愛をいただき、ただただありがとうという言葉でしかあらわすことはできないと思います。先生、私は本当に幸せ者です。本当に本当にありがとうございました。痛みは私から容赦なく人間性を奪い取ります。本来の人間性を捨ててまで、私の少しばかりのプライドの引きかえになりふり構わず、そんな悲しいことは嫌いです。せめて人間らしく死にたい、切なる願望でした。ありがとうございます。今はこの満ち足りた日々。この本当にきらめくようなすばらしい人生の終えんを、幸せと誇りのうちに迎えられそうです。本当にありがとうございました。とうとい日々をプレゼントしてくださった皆様にも、よろしくお伝えくださいませ」。

私はこの手紙を読んで、本当に涙が出る思いでした。彼女が一体どういう思いをして最後を過ごしたのか、どういう思いで亡くなっていったのか心配していました。しかし、彼女は本当に自分の死の準備をして亡くなったということを、この手紙を通して知ることができました。

彼女はここに、「満ち足りた幸せをいただき、愛をいただき、ただただありがとうという言葉でしかあらわすことはできないと思います。先生、私は本当に幸せ者です。本当に本当にありがとうございました」と書いています。

死を前にして、人間というのはそこで孤独を感じます。しかし、本当に周りから愛をもって支えら

① 孤独とは、個人と他者との越えがたい溝をあらわしている。すなわち、私たちはすべて孤独のうちに存在するようになり、また孤独のうちに去っていかねばならない。

② このような孤独は、死に直面するような危機的な変革期に明らかになる。

③ 実存的孤独は解決できないが、重要なことは、親密さや関係性が、その重荷を耐えうるものにすることを理解することである。

表2　実存的孤独（Existential Isolation）

れている、大事にされているということを感じることができれば、そのときに患者さんは、孤独を少しでも癒やされることができるわけです。

『緩和医療』では、孤独に関して表2のように書いています。[23]

孤独を完全に解決はできない。完全に取ることはできないが、私たちが本当に親密な関係性を持つことができれば、それを耐えうるものにできるのだと。解決はできないが、耐えうるものにすることができると、強調されています。そして、患者さんたちが孤独の中で、少しでもその孤独が癒やされて生きる、ということが本当に重要になってくるのです。

5　新しい人生への目覚め

スピリチュアルケアの課題として、これまで四つのものが挙げられました。これらはアメリカの緩和医療学会がスピリチュアルペインとして挙げていることです。ここで今度は、私たち宗教者、あるいはクリスチャンの立場から、第五に「新しい人生への目覚め」を課題として取り上げたいと思います。

1．日常の出来事の挫折によって、従来の考えとは違った人生の意味や目的を見出す瞬間がある。（気付きの瞬間）

2．従来の信念や固定観念が放棄されるには、悲嘆にくれる「喪の時間」を必要とする。

3．「喪の時間」には、怒り、悲嘆、絶望などの苦痛体験をするが、この時期は患者によって十分に経験され受容される必要がある。

4．気付きは、新しい生まれ変わりの経験であり、新しい人生の価値（意味と目的）に目覚め、人生にポジティブに関わるようになる。

（Harvey Chochinov 他編『緩和医療における精神医学ハンドブック』内富庸介監訳、星和書店、2001年、221頁より要約）

表3　気づきの瞬間

先ほど紹介したチョチノフが、「気付きの瞬間」ということを言っています。日本語訳が出ていますが、『緩和医療における精神医学ハンドブック』の中で彼はこう言っています。「日常の出来事の挫折によって、従来の考えとは違った人生の意味や目的を見出す瞬間がある」。それを彼は「気付きの瞬間」と言います。「従来の信念や固定観念が放棄されるには、悲嘆にくれる「喪の時間」を必要とする。「喪の時間」には、怒り、悲嘆、絶望などの苦痛体験をするが、この時期は患者によって十分に経験され受容される必要がある。気付きは、新しい生まれ変わりの経験であり、新しい人生の価値（意味と目的）に目覚め、人生にポジティブに関わるようになる」[24]（表3）。

患者さんとのかかわりにより教えられることは、非常に苦しい経験をすることで、今までの価値観が壊されてしまうことがあるということです。今までの価値観が壊され、苦しい経験をすることによって、今度は新しいものに目覚めるということがよくある。これは宗教的な経験でもあります。あるいは宗教的な経験にならなくても、新しい意味と目的に目覚めて、見方がまったく変わるという方々をよく経験します。

『緩和医療』の中にはこう書いてあります。①死の現実は確実な別離に対する恐怖と自己の全滅という不安に基づいた死への不安をもたらす。②死が近づいて現実的なものとなる時、生もまた、より真実で凝縮されたものとなる。③人は、家族・人間関係・自然といった人生の根本的な事柄を重要視するようになる。④死が近づいてくると、大切なものとそうではないものの識別が容易になる。[25]

死が近づいてくるほど、本当に人間にとって一体何が重要なのか、何が大切ではないのかの識別が重要になってきます。

ここにおいて、またスピリチュアリティと信仰という問題が出てきます。これも二つの教科書で紹介していますが、『緩和医療』の中には次のように書いてあります。

苦難と不安定な状況のさなかにあって、意味を見いだすことは効果的なコーピング［対処］に重要である。一般的なスピリチュアルな信仰、特に宗教は、この意味と目的を見いだす助けとなる。スピリチュアリティは人生をコントロールしていくという意識を与えうる。病気は人生を完全に崩壊させる。ある人々は心配事や状況を、より高い権威や神に委ねることによってコントロールしているという意識を持ち、同様に自分の病気を受け入れ、自分の置かれた状況に対処するために、その信仰を助けにすることもできる。[26]

病気が進んでくると病気に圧倒されて、自分はどうしようもない運命にもてあそばれているような感じがします。しかし、私たちは信仰によってそれを高い権威や神に委ねるときに、その神が私たちの人生全体をまた支配し、導いておられると知ることができるし、終末期になってもそういう中で信仰を持って積極的に生きることができます。そういうことを、いろいろな経験の中からも知ることができると思います。

人は、健康な時、元気な時に気がつかなかった真実に目覚めるのです。死に直面して初めて見える世界があるのです。自分の限界を知らされて、初めて目に見えない世界、信仰の世界に目覚めることがあるのです。

一つの経験をお話しします。これは私自身の患者さんではありませんが、ある女性から手紙をいただきました。手紙の中にこう書いてありました。「拝啓。空の青さが夏らしく輝いています」。そして、その中で自己紹介をして、自分が進行がんであるということの説明がありました。「私は今まで大きな病気もせず、日々の生活に追われながらも女手一つで二人の娘を育て、二人の娘はそれぞれ独立し、これからが私の人生と思ったやさきの出来事でした。ショックでした」。彼女は自分の病気の苦しみについて、次のように書いていました。

頭が真っ白で、広い世界に一人で放り出されたような孤独感、絶望感が二重三重になって襲いかかってくるのです。いら立ち、怒り、不安、不満、不信感、人格が崩れていくことは手術後の傷の痛みよりつらいことでした。そんなときに娘から渡された本が『いのちのリレー』でした。その中の「応えられた祈り」を何度も何度も読み、神様は私に乗り越えられるだけの苦しみと試練を与えているのだろうか。それであれば、この苦しみはいつまでも続くはずはないと思いました。

ここに『いのちのリレー』[27]という本が出てきますが、皆さんも読まれたかもしれません。この本には、茅ケ崎市の校長先生のドキュメントが「いのちの授業」ということで出てきます。校長先生だった大瀬敏昭さんが胃がんになり、手術を受けます。彼はそのときの苦しみ、病気を味わうことによって、子どもたちに命の大切さを教えたい、知らせたいと思い、それから「いのちの授業」を始めるわけです。これは日本における「いのちの授業」の最初のものでした。

彼は小学生に対して、二〇〇三年の四月から「いのちの授業」を始めました。その様子はNHKテレビで放映され、日本中で話題になりました。私たちの病院のすぐ近くにも中学校がありますが、その中学校からも彼の「いのちの授業」を見学に行きました。

ところが、大瀬さんの胃がんが再発してしまう。再発したときに、彼は絶望に陥ってしまいます。再発により、自分の死を意識しはじめる。今後どう生きるべきなのか。そこで、クリスチャンである彼の息子さんは、日本キリスト教団の教会に行っていましたが、牧師さんに相談しました。そのときに牧師先生から渡されたのが、実は私が書いた『隠された神』(28)という本でした。彼については当時の神奈川新聞に紹介されました。

そこで大瀬さんは、この本を一気に読んでしまった。そして、信仰の世界に目を開かれた。彼は信仰を求めて牧師のところに行って聖書研究を始め、やがて洗礼を受けました。そして、彼は絶望のふちから信仰の世界に招き入れられる経験をするわけです。こういう話が『いのちのリレー』の中に出てきます。

彼女は、この『いのちのリレー』の中で私の本が紹介されているのを見た。そして、その中に引用されている「応えられた祈り」を何度も何度も読んだというのです。

神様は私に乗り越えられるだけの苦しみと試練を与えているのだろうか。それであれば、この苦しみはいつまでも続くはずはないと思いました。娘に頼んで、先生の『隠されたる神』をやっと手に入れることができました。そして『隠されたる神』を読んだとき、私は本当に救われる思いがしました。なぜ苦難が存在するのか。苦難にはどんな意味があり、どう受け入れればよいのか。最もつらい時期だった私の心にぴったりと、そのことがパズルのピースのように当てはまったのです。私は貪るように読みました。

そのときから私が最も神様に祈り求めたことは、大瀬校長のように信仰を持って死ぬことでした。自分の心が穏やかになり、癒やされていくと、不思議なことに体も回復していくのです。宗教とは無縁であった私でしたが、神様を、そして聖書を学びたいと思い始めていました。今月、三月に退院ができ、笑顔でそのときを迎えられたのも神に出会えたからだと思います。入院中より心に決めていたことは、聖書を学ぶ教会へ行き信仰を持つことでした。しかし、どこの教会に行ってよいかわからず、本の出版社であるキリスト新聞社に問い合わせ、先生と同じ教会を望むと話しましたら、ＳＤＡ札幌キリスト教会を紹介されたのです。

今、私は洗礼を受けることを強く望んでいます。現在、牧師先生と聖書の基礎講座を学んでいます。何の不安もなく、死の恐怖もなく、穏やかに全てを受け入れる準備ができることを神様に感謝し、病に感謝し、先生には本を通して私を導いてくださり、すばらしい神様に会わせていただき、本当に感謝しています。ありがとうございます。

最初にいただいた手紙に、このように書いてありました。

しばらくしてから、「ぜひ先生にお会いしたい。神戸にお訪ねしようと思っていましたが、体調が思わしくなく実現しませんでした。一回、自分の住んでいる札幌に来てほしい」という手紙をいただきました。そこで冬の札幌、雪の中を出かけて、この女性に会いました。

一年前に洗礼を受けた彼女は、二人の娘さんと一緒に教会に来ておられ、笑顔で迎えてくださいました。そして以前、「頭が真っ白で広い世界に一人で放り出されたような孤独感と絶望感」に襲われたという彼女が、私と会ったときにこう言いました。

死を前にして、何の不安もありません。今まで、死んだらどこに行くのか不安で不安でたまりませんでした。今まで、死ぬのが怖くて怖くて仕方ありませんでした。ところが聖書を読んで、死んだあと、地獄に行くのではなく天国が用意されていることを知り、本当に安心しました。死がちっとも怖くなくなりました。信仰を持った今は天国に行くことがわかっているのですから。これから神様が何を準備してくださっているのか楽しみにしています。神様がお許しになる間は、私は生きていきます。

それからしばらくして、彼女からまた手紙をいただきました。「札幌も初夏の風が吹き、優しい風に癒やされた日々を過ごしています。先生とお会いして一年半が過ぎました。昨日のように覚えています。今も感動でいっぱいです」とあり、それから今の病状の説明が書いてありました。

抗がん剤の効果がなければ、秋は見られないとも言われました。来るべきときが来たのかもしれませんが。今、私が強く願うことは神様が与えてくださった使命を果たしたいということです。以前から考えていたのですが、私は生前葬をしたいと思っていました。初めは子供たちに迷惑をかけないために、自分の後始末をしっかりやりたいとの思いだったのですが、この一年ぐらい前より考えが少し変わりました。それは私の生前葬が伝道に役立たないだろうかとの思いです。教会の皆様に、大切な友に、感謝の言葉、伝えたかった私の思い、何よりも神様を知らない方々に伝えたい言葉がたくさんあります。

私がこのような状態になっても、心の底から家族、友人、大切な人の幸せを願い、自分がやわらかい人に変わっていくのを実感しています。幸せです。それは、私が天国に一番近い場所で神様の愛を一番感じているんだと思います。恵みも、癒やしも、慰めも、望むこと全てが与えられています。私の罪の部分も闇もイエス様が背負い、あがなってくださり、私は人生としっかり向き合い、和解ができています。ありのままでよいのですね。神様が与えてくださった命で、神様のお手伝いができたらと願っています。命、豊かに生きる。命、輝かせ生きる。神様の言葉、神様を信じる心が歴史をつくるのだと感じています。

私の生前葬、お別れ会の準備を始めたいと思っています。先生からメッセージをいただけましたら、とても幸せです。主の恵みが豊かに注がれますこと、お祈りしています。

このように手紙には書かれていました。

そして二〇一〇年四月四日、彼女の生前葬が札幌で行われました。「余命六カ月をどう生きますか。あなたに伝えたい命のメッセージ」と題して、彼女の生前葬が持たれました。彼女は命のメッセージとしてこう言いました。「家族やみんなに単に死を悲しむのではなく、自分の人生観を知ってもらいたい。心豊かに生きる人生もあることを、病気になってよかったと思える人生もあること、人と人とのつながり、神様とのつながりが命を守るのだと。そして、神に委ねて生きる幸いのあることを」。

そこに集った多くの方々は、彼女のその証しに大きな感銘を受けました。全然キリスト教を知らなかった彼女の友人、家族たち、百人ぐらいの方々が集まって、彼女の証しを聞きました。そして彼女はそれから二カ月後に亡くなられました。本当に、神による、キリストによる救いを信じ、天国の希望、救われる希望を持ちつつ、彼女は亡くなっていったわけです。

病気というものが本当に苦しいものであったが、しかしそれを経験することによって人生の新しい発見をし、新しい命に生きることができたということを、彼女とのかかわりを通して、私自身知ることができました。

先ほど紹介したトワイクロスが講演の中で言っていました。

治って死ぬことはできませんが、癒やされて死ぬことはできるのです。癒やされるということは、自分自身と他者、自分を取り巻くもの、そして神との正しい関係を回復することなのです。重要なのは、癒やしの目標は治ることや、生き延びることではなく、完成されることである、ということを理解することです。(29)

皆さんよくご存じの、星野富弘さんはこういう詩を書いています。「いのちが一番大切だと　思っていたころ　生きるのが苦しかった　いのちより大切なものが　あると知った日　生きているのが嬉しかった」[30]。

苦痛体験を通しての人生の価値観の変革。本当に私たちはそういう苦しい経験を通して、新しい価値、新しい生き方、そして新しい信仰、そういうものに目覚めることが多くあります。

死の受容と別れのとき

スピリチュアルケアということで、最後に新しい命、真理に目覚めることを共に考えてきました。次に、「死の受容と別れのとき」、人生の最後の場面に私たちはどうかかわるのか、患者さんたちはどういうふうに過ごすのか、それを共に考えていきたいと思います。

「死の受容と別れのとき」。患者さんの病気がずっと進行していって死が近くなってきます。患者さんたちは病気の進行を知り、自分の死を意識しはじめたときに別れの挨拶をなさいます。死にゆく者とその家族にとって、この別れのときが非常に重要だということを、私自身ホスピス医療をしながら教えられてきました。

別れの挨拶

患者さんたちは自分の死が近づいてくると、体で大体感じます。その時皆さん、たいてい同じようなことをおっしゃいます。「お世話になりました」とか「本当にいろいろありがとうございました」と挨拶されます。

人生を終えるにあたり、人はどこかで区切りをつけたいのです。これが、この世を去るにあたっての一つの仕上げになってくるわけです。この挨拶は、患者さんたちは意識がはっきりしているうちにする必要があるし、早過ぎるぐらいで構いません。遅過ぎたら言えない。この別れの時は死にゆく者よりも、家族の方が助けと支えを必要とするときになります。

患者さんたちがいきなりご家族にこういうことを言うと、ご家族は戸惑ってしまいます。「お世話になりました」「いろいろありがとうございました」。家族の方は、いきなりこういうことを言われるとたいてい、「そんな弱音を吐いちゃだめじゃないの」とか、「もっと頑張らなくちゃ」と言ってしまいます。ある患者さんは私に言いました。「家族がもっと頑張れ頑張れと言うんですけど、一体私は何を頑張ったらいいんでしょうか」。本当にそこまで頑張って、頑張って、頑張ってきて、自分の命の終わりが近いことを悟ったときに、患者さんは家族にそういう挨拶をするわけです。

そのときに家族は、それに対してどう対応すべきなのか。患者さんも、よく私に挨拶されます。大体自分の死期が近づいてきたときに挨拶をされるのです。この挨拶をされるのは、たいてい夜です。私は、朝は全員の回診をし、夜帰る前は重症な患者さんを看護師さんと一緒に回ります。夜の回診のときに患者さんは挨拶されるのです。今まで一〇〇%そうだったのですが、実は最近、朝の回診で一人そういう挨拶をなさったので一〇〇%ではありません。しかし、ほとんどの方々は夜の回診のときにおっしゃいます。夜の「またあした来ますよ」とか、別れの雰囲気がこういう挨拶をしやすくするのだろうと思います。

患者さんたちがそういう挨拶をしたときに、私はすぐ家族に電話をします。そして、ご本人が私にこういう挨拶をされました。ご家族にも多分挨拶されると思います。そのときに、それを正面からちゃんと受けとめてください。そして、患者さんが今まで本当に頑張ってきたことを本当に褒めてあげて、認めてあげてください、という言い方をします。

この方は六〇歳の胃がんの方でした。夜、回診で訪室すると、奥様がそこに付き添っておられました。一通り診察が終わって部屋を出ようとすると、「先生、先生」と。「はい、どうされました」。ちょっとかしこまったようなかたちになって、「先生、今まで本当に長い間ありがとうございました。お世話になりました」とおっしゃいました。そこで、私は彼の手をとって、「〇〇さん、今まで長い間苦しい中、本当に頑張ってこられましたね。〇〇さんが私たちのホスピスに来てくださって、このしばらくの間一緒に過ごせたこと、私も本当に感謝しています。ここであなたに出会えたことを、私は感謝しています。本当に今まで苦しい中、よく頑張ってこられました」。そう私も挨拶しました。そうしたら横にいた看護師さんに向かって、「看護師さん、本当にお世話になりました。みんなによろしくお伝えください」。看護師さんは「はい。みんなに伝えておきます」と返しました。

そのときに奥様がそこにおられたので、私は奥様を手招きして、ご主人の手を握ってもらいました。そうしたら奥様に向かって「長い間、今までお世話になったな。ありがとう」とおっしゃる。その奥様はぽろぽろ涙を流して、もう言葉が出てこない。何も言えません。ただ手を握っているだけでした。

それから大体二週間ぐらいして、その方は亡くなられました。その後、奥様が訪ねて来られてこうおっしゃいました。「本当に連れ合いを亡くすということがこんなに寂しく悲しいこととは、私は知りませんでした。毎日毎日が本当に涙、涙の毎日なんです。でも先生、主人が最後に私の手を握って、今まで世話になったな、ありがとうと言ってくれた、あの言葉。あれが今でも耳に残っているんです。あれがあるから、私は生きていけるんです」。

患者さんたちがこのような最後の挨拶をするときに、医療者も家族もそれを正面から受けとめてあげるということが重要です。その挨拶をしたらすぐ亡くなるのではありませんが、どこかで患者さんはその区切りをつけたいのです。

そして、ある方はこう言いました。「先生、いろいろほんとにありがとう。お世話になりました」。それから「先生、これ早過ぎるかしら」と。「いやいや、早過ぎることはありません。遅過ぎたら言えなくなる」。患者さんがそれを言いたいと思ったときが、一番大切で一番いいときです。

これもある方から、亡くなって十四年目の命日ということで手紙をいただきました。次のように書いてありました。

突然のお便り、お許しくださいませ。平成〇年一月十五日から二月末までお世話になりました〇〇の妻です。命日を三月一日にしております。この時期になりますと先生をはじめ皆様のお顔を思い浮かべ、四十日間の病院生活を思い出しています。皆さんの温かい心からの看護に主人は見違えるほど気持ちが穏やかになり、食事はいつもおいしくいただき、お天気の日には外へ出て楽しく散歩をさせていただきました。

亡くなる二日前には先生の手を握って、そのときにはもう声が出なかったのですが、口を動かしてはっきりと「ありがとう」と言っていました。先生はそれに応えてくださいました。

その後、死が迫ったとき、別室で夕食を食べている孫たちに、「おじいちゃんは今から死んでいかれるのよ」と私は不思議なくらい落ち着いていましたが、「うそ」と言って孫たちは病室へ「おじいちゃん」と飛び込んで手を握り締めました。主人は孫と手をつないだまま息を引き取りました。本当に穏やかなお別れでした。

人生は最期がいかに大事かということを教わりました。温かい思いやりのある看護、これにまさるものはないと思います。本当に主人は幸せな人でした。皆様に心からお礼を申し上げます。ありがとうございました。

この方にとっても、最後の別れのときがいかに重要であったかということを、この手紙を通して学ぶことができました。

ある方は家族に手紙を残されました。この方はまだ四十代の女性で、胃がんの方でした。亡くなる前に自分のご主人と、それから息子さんに手紙を残していました。そのご主人がこの手紙を、「コピーして持ってきたので、先生どうぞ使ってください」と言うのでそのコピーをいただきました。こう書いてありました。

ご主人には、「けんかをしたり、仲よくしたり、でもそれも終わりに近づいてしまいました。人間楽しては死ねないのですね。つらい毎日です。私がいなくなったら子供たちのこと、本当によろしく。健康に注意して頑張ってやってください。お父さんだけが頼りですから。よろしくね。私は至らない妻でしたが、いつも頼っていたのはあなたでした。どうか子供たちのこと、くれぐれもよろしく。でも、本当はいつまでも親子四人で暮らしたかった。旅行も行きたかった」。

上の息子さんへは、「いよいよはっきりと終わりが近づいてきて、もう治りそうにありません。お母さんがいなくなっても、マイウエイで正しい道を歩いてね。遠い空から兄ちゃんの成長ぶりを見守っているからね。母としてもっとそばにいて面倒見てやりたかった。十分にしてやれなくってごめんなさい。それが心残りです。人間は死ぬ前はつらい思いをしなければならない。今のお母さんがそれです。お父さんやみんなの言うことをよく聞いて、立派に成長してくれることを祈っています。自分の身の回りの整理をしてね。母より」。このように、お母さんの子どもに対する思いがつづられていました。

手紙に書いて私たちに挨拶してくださる方もいます。八〇歳の肺がんの男性の方でした。この方は、肺がんがだんだん進行してもう息苦しくなって、酸素吸入をしながら、その中でも一生懸命書き物をしておられました。亡くなったあと、二〇通の手紙があったと奥様がおっしゃっていました。その中の一通が私に宛てて書いてくださった手紙でした。こう書いてありました。

「先生、長い間大変にお世話さまになり、心から御礼申し上げます。これまで元気で生きてこられたのも先生のご指導とご協力と熱意あるご看病のおかげと感謝いたします。一日でも長生きしたいのは本能ですが、生ある者は一度死すが運命です」。いろいろ書いてあって、「最後に誠心誠意お世話していただきました諸看護婦様の方によろしく感謝していたことをお伝えください。皆様のご多幸を祈りつつお別れします。ありがとうございました」。

八〇歳の女性の方です。この方は大きな病院の看護部長をなさった方でしたが、この方が亡くなったあと、病床の日記の中には歌が書かれていました。「ホスピスのナース気高く我もまた　かくありたやと来世に誓う」。「ドクターの笑顔優しく安らぎの　今日も一日暮れなんとする」。「今日もまた〇〇牧師来室し　祈りささげて涙流るる」。この方はキリスト教とは全然関係なかった人ですが、入院してからぜひ信仰を持ちたいと言って、最後は病床洗礼を受けて亡くなられました。

「喜びも苦しみもともに働きし友に　訣別《わかれ》の電話をかけり」。「来世でも生まれ変わりて　看護婦《みとりめ》の道一筋に歩まんと思う」。こういう歌を残して、彼女は亡くなられました。

When I was born, people were happy and smiling.
I was the only one crying.
When I died, people were sad and crying.
I was the only one happy and smiling.

私が生まれた時、みんなは喜び微笑んでいた。
泣いているのは、私一人だけだった。
私が死んだ時、みんなは悲しみ泣いていた。
喜び微笑んでいるのは、私一人だけだった。

表4

アメリカのロサンゼルス近郊のホスピスを訪問したときに、表4にある非常に印象深い詩がありました。非常によかったので、適当に日本語に訳してみました。

「私が生まれた時、みんなは喜び微笑んでいた。泣いているのは私一人だった」。わかりますよね、誕生の光景。おぎゃあおぎゃあと赤ちゃんだけが泣いて、みんなが喜び、ほほ笑んでいる姿。

「私が死んだ時、みんなは悲しみ泣いていた。喜び微笑んでいるのは、私一人だった」。死というのは本当に悲しい出来事。みんなが悲しみ、泣く出来事。しかし、死にゆく人が喜びほほ笑むというのは非常に難しいでしょうが、少なくとも穏やかな平安な気持ちで亡くなっていくことができる。

それをできるように支えること、それが私たちホスピスの医療者に与えられた責務であると思います。私たちには死というのはいつも本当に悲しい出来事、泣くような出来事ですが、穏やかな安らかな死をみんなで支えていくことが重要になってくるのです。
ホスピスの先駆者のシシリー・ソンダースがこう言っています。

あなたがほかならぬあなただからこそ、大切なのです。生命の最後の瞬間まで価値あるあなたなのですから。私たちは、あなたが安らかに死ぬのをお手伝いするだけではなく、死ぬまであなたらしく生きるために、できるだけ力になりたいのです。[31]

「あなたがほかならぬあなただからこそ」、本当にかけがえのない一人ひとりの患者さんが本当にその人らしく生きるために支えていく。死ぬまで、あなたがあなたらしく生きるために支えていく。それが本当の意味でのホスピスのあり方であると思います。そして、最終的には、その人がその人らしく生きることを支えるのが本質的な意味でのスピリチュアルケアであると思います。

満ち足りた死

これをどういうふうに表現するか難しいのですが、良い死とは一体何なのか。いろいろな言い方があると思います。しかし、私は「満ち足りた死」という言葉が好きです。本人、家族にとって本当に満足し、納得できるような死が満ち足りた死である。その満ち足りた死は、これは決して偶然の産物ではない。家族、そして医療者がみんな一緒になって育て、つくり上げて初めて、本当の意味での良い死、満ち足りた死がなし遂げられる。そう思います。
最後に、遠藤周作さんの『あたたかな医療を考える』から引用して終わります。

私は病院は原則として人間と人間との愛の場所であるべきだと思っています。なぜなら、そこでは人間が苦しんでいるからです。人間が死んでいくからです。私は医学が他の科学のように純粋に科学的な学問だけだとは思いません。なぜなら医学は人間の苦しみと闘う学問だからです。人間の苦しみに手を入れる学問だからです。(32)

病院というのは、人間と人間との愛の場所であるべきだと言っています。なぜでしょうか。そこで人間が苦しみ死んでいく場所であるからこそ、本当の意味での愛の場所だと言うのです。
最終的にスピリチュアルケアは、「愛に基づいたケアをする。患者さんたちが愛を感じ、自分たちが本当に大事な存在であり、みんなから大切に思われている、そういう気持ちを持って最後まで過ごすことができるように支える」。これがスピリチュアルケアであると思います。

(二〇一二年十月十九日、聖学院大学ヴェリタス館教授会室)

注

（1） ヴィクトール・E・フランクル『夜と霧――ドイツ強制収容所の体験記録』霜山徳爾訳、みすず書房、一九八五年、一六八頁。

（2） 私訳。原文は、以下のとおり。Palliative care is an approach which improves the quality of life of patients and their families facing the problems associated with life-threatening illness, through the prevention and relief of suffering by means of early identification and impeccable assessment and treatment of pain and other problems, physical, psychosocial and spiritual. (WHO, 2002)
日本ホスピス緩和ケア協会ホームページ〈http: //www.hpcj.org/what/definition.html〉では、「緩和ケアとは、生命を脅かす疾患による問題に直面している患者とその家族に対して、痛みやその他の身体的問題、心理社会的問題、スピリチュアルな問題を早期に発見し、的確なアセスメントと対処（治療・処置）を行うことによって、苦しみを予防し、和らげることで、クオリティ・オブ・ライフを改善するアプローチである」となっている。

（3） Puchalski, Christina M., Ferrell, Betty, *Making Health Care Whole: Integrating Spirituality into Health Care.* Templeton Press, 2010, pp.3–4.

（4） 窪寺俊之『スピリチュアルケア入門』三輪書店、二〇〇〇年、一三頁。

（5） Bruera, Edward, et al., Spiritual Care. *Textbook of Palliative Medicine.* Hodder Arnold, 2006, p.1026.

（6） Berger, Ann M., et al., *Principles and Practice of Palliative Care and Supportive Oncology*, 2nd ed. Lippincott Williams & Wilkins, 2006, p.804.

（7） Quill, Timothy E., et al., *Primer of Palliative Care*, 5th ed. America Academy of Hospice & Palliative Medicine, 2010, p.97.

（8）大石芳野「希望」（小さな草に）『朝日新聞』一九九六年、四月二八日朝刊。
（9）E・キューブラー・ロス『死ぬ瞬間』川口正吉訳、読売新聞社、一九七一年、一七四頁。
（10）フリードリッヒ・ニーチェ『道徳の系譜』木場深定訳、岩波書店、一九七五年、七七頁。
（11）パウル・ティリッヒ『生きる勇気』大木英夫訳、平凡社、一九九五年、七〇頁。
（12）前掲書、注（5）、pp.1020–1021.
（13）第九回欧州緩和ケア学会（二〇〇五年）の基調講演。Twycross, Robert, "Death without suffering?" 9th Congress of European Association for Palliative Care: EAPC, 2005.
（14）Chochinov, Harvey Max, *Dignity Therapy: Final Words for Final Days*. Oxford University Press, 2012.（H・M・チョチノフ『ディグニティセラピー——最後の言葉、最後の日々』小森康永、奥野光訳、北大路書房、二〇一三年。）
（15）V・E・フランクル『それでも人生にイエスと言う』山田邦男、松田美佳訳、春秋社、一九九三年、四九—五〇頁。
（16）Storey, Porter, *Primer of Palliative Care*. America Academy of Hospice & Palliative Medicine, 2004, p.70.
（17）Niebuhr, H. Richard, *The Purpose of the Church and Its Ministry*. Harper & Brothers, 1956, p.13.
（18）Hammerschmidt, Rosalie, Meador, Clifton K., *A Little Book of Nurses' Rules*. Hanley & Belfus, 1993, #13.（Rosalie Hammerschmidt, Clifton K. Meador『ナースのルール３４７』井部俊子訳、南江堂、一九九七年。）
（19）JAMA, *Care at the Close of Life: Evidence and Experience*. McGraw-Hill Professional, 2011, Kindle location 16780/26741.

(20) ワット隆子『がんからの出発』医学書院、一九九二年、一四頁。
(21) エーリッヒ・フロム『愛するということ』鈴木晶訳、紀伊国屋書店、一九九一年、二五頁。
(22) Miller, James & Cutshall, Susan, *The Art of Being a Healing Presence.* Willowgreen Publishing, 2001, Kindle location 87/1014.
(23) 前掲書、注（5）、p.1021.
(24) Harvey M. Chochinov, William Breitbart 編『緩和医療における精神医学ハンドブック』内富庸介監訳、星和書店、二〇〇一年、二二一頁。
(25) 前掲書、注（5）、p.1021より要約。
(26) 同上書、p.636.
(27) 川久保美紀『いのちのリレー』ポプラ社、二〇〇五年。
(28) 山形謙二『隠されたる神——苦難の意味』キリスト新聞社、一九八七年。
(29) 前掲、注（13）。
(30) 星野富弘『鈴の鳴る道——花の詩画集』偕成社、一九八六年、八〇頁。
(31) Saunders C., Care of the dying-1: The problem of euthanasia. *Nursing Times*, 72, 1003-1005, 1976.
(32) 遠藤周作『遠藤周作のあたたかな医療を考える』読売新聞社、一九八六年、三九頁。

ホスピスケアの目指すもの

――ケアタウン小平の取り組み

山崎　章郎

はじめに

私は外科医を十六年、それからホスピスで十四年間医者として仕事をしました。現在は在宅ホスピスケアに取り組んで、二〇一三年で八年目になります。今日は、最終的には現在のケアタウン小平での取り組みについてお話をしたいと思っておりますが、その取り組みに至るまでのいきさつから少しお話しさせていただきます。

船医になる

私は大学病院の外科の医局に所属していました。しかし、博士号を目指す研究中心の大学病院は居心地が良いところではありませんでした。それで第一線の病院で仕事をしようかと思いました。一方で、学生のころに北杜夫という作家の『どくとるマンボウ航海記』という本を読んで、船医の仕事はいいいな、お金をもらいながら世界中に行けるということで、船医の仕事に非常に憧れを持っていました。第一線の病院の忙しさはわかっていましたので、外科医をして八年目のとき、一年間大学を離れて船医になろうと決めました。

一九八三年五月から八月の三カ月間は、北洋のサケ・マスの母船に乗りました。このときはまったくどこにも寄港しないで、三カ月間船の中でした。楽しみもあったのですが、さすがに地上が恋しくなりました。後半は捕鯨船の船医の仕事があったのですが、この仕事は半年間で、しかも半年間ずっと船の上だと言われ、それはとても乗れないと思い、やめました。その後、南極の海底調査船の話があり、この船は一カ月航海したら一週間オーストラリアに戻ってきて休暇がある、ああこれならいいということで、その船に乗ることにしました。

南極の調査船に乗り、そこで自分の医者としての人生観が変わりました。エリザベス・キューブラー・ロス（Elisabeth Kübler-Ross, 1926–2004）の本に出会ったのです。

『死ぬ瞬間』に出会う

一九八三年、南極海の上で『死ぬ瞬間』(1) という本を読みました。航海は十一月から三月までの期間で、日本は冬ですが南半球は夏です。南極海も静かで、たくさんの本を読めるだろうと思っていろいろな本を持ち込みました。この本がどんな本かは知らないままに、ただ買い求めていた本でした。たくさんの方がお読みになっていて、「死の五段階」ということで非常に有名ですが、私はこの本で自分の人生観が変わりました。この本のはじめのほうに書いてある文章で、キューブラー・ロスが幼少のころに近所の人が木から落ちて家で亡くなっていく場面を回想しています。(2) その場面に非常にショックを受けました。

木から落ちた人が自分は死ぬと思って、病院ではなくて家に運び込んでくれと頼むわけです。それで家に運び込まれ、家族や友人たちを呼んで、お別れをしていくわけです。そこを回想しながら、この患者に必要なものは輸血よりも家庭でつくられた一さじのスープ、あるいは鎮痛剤よりも一杯のワインではないだろうかと、そんなことを書いていました。

今は痛みがひどいのであればやはりワインよりも鎮痛剤が大事ではないかと思っているのですが、でもそういう場面で、こんなふうにして人が死ねるのか、ということが衝撃でした。私は医者になって八年間、それなりに亡くなる人の場面に立ち会ってきましたが、人が亡くなるときには必ず蘇生術をしてきたわけです。それ抜きにご臨終と言ったことがない。心臓マッサージをして、人工呼吸を例外なくやってきたのです。

人が死ぬということは、その場面を通って初めて臨終を迎えるのだと、私たち医療者は疑うこともなく行ってきたのです。私にとって患者さんが家で死んでいく場面というのは、今は在宅ホスピスケアの仕事をしていますから、当たり前なのですが、その当時の私にとっては衝撃でした。こんなふうに人が死ねるのだと。そうすると今までやっていた医療行為、特に亡くなる場面の医療行為の意味を自分に何回も問いかけざるをえませんでした。あれはどんな意味があったのだろうかと。最終的には医療者の自己満足だったのではないかと自分なりに結論を下したのです。

四カ月間の航海が終わった後にまた外科医に戻りました。

私が受け持ちになって患者さんが亡くなりそうになると、そろそろ時間が迫っておりますということで、ご家族にその状態をお伝えします。そこで私は医者として、「心臓マッサージや、人工呼吸をすることはできますが、いかがしましょうか」と尋ねます。すると、ほとんどの家族に断られました。「もう結構です」「もう十分です」「あとは静かに見守りたい」と言われました。それまでは一度も尋ねたことがなかったわけです。

私たち医療者は、当事者であるご家族に尋ねれば断られるようなことを、当たり前にやってきたのだということです。そういうことに気がつきました。もちろん時には、「まだ遠くから来る人が間に合わないので、少しやってください」と言われることもありましたが、ほとんどの人に断られました。

「死にゆく場面」を本人に戻す

そうやって亡くなる場面での蘇生術をしなくなったのですが、そこでまたあらためて考えました。亡くなる場面は患者さんとご家族に返すことができたが、患者さんは何で亡くなっていくのかをほとんど知りませんでした。それは、例えばがんでしたら病名が伝えられませんでした。がんの場合は病名を伝えてはいけないような時代でしたから。そうするとこの方は自分が何で死んでいくのかを知らない。ただし具合が悪くなっていくので、死んでいくことを感じるわけです。そうすると当然、説明と自分の体の変化にギャップがあるので、疑問が出てきて、周りに問いかけます。周りは「大丈夫良くなるから」と、そんなように答えますから、最終的には患者さんたちはだんだんと周囲の人々を信じられなくなっていくのです。

その当時、がんの痛みなどの苦痛を軽減する方法が未熟でしたので、多くの人が苦痛と疑心暗鬼の中で亡くなっていきました。そこで次の私の取り組みは、「末期がんの方たちであったとしてもきちんと病気の状態を伝えていこう」ということで、これは例外なくやろうと思いました。でも当然、ご家族の話し合いもありますので、ご家族に相談すると、ほとんどの家族からやはり「とんでもない」と言われました。ただ、どんどん変わっていく患者さん自身が、自分の変わってきた現状と説明とのギャップの中で苦しみ出す。そしてその苦しむ姿を見ているご家族も、本当にこのままでいいのかと苦しみ出すわけです。

そういうときに私はまた話し合いをします。ですから最初に、もう最後まで告知をしないで行きましょうというようなことは決して決めません。状況が変われば当然思いも変わるわけですから、その変わった思いのときに、あらためてそこでまた家族の方たちと話し合っていきます。そうすると、ご家族も、自分の信頼していた家族である患者さんを何も知らないままに見送ることはできないというように、気持ちが変わってこられたりします。例えば、「何があっても私たちが責任を持ちますから話をしてください」というようにご家族のほうが変わってくる場面にも出合いました。

船をおりてから七年間外科医をやりました。私が看取った方は一七〇人ほどなのですが、何回も話を重ねてご家族等の合意を得て、「もう残念ながら治ることは難しい」とか、「時間が限られている」という話をできた患者さんは一四％ぐらい、二十数名の方でした。ほかの方たちにはそれだけのプロセスを踏んでも、どうしてもご家族が受け入れられないということで、ご本人に話すことはできませんでした。

でもそうやって話をした方たちの中には、ショックを受けて落ち込む方も当然いるわけですが、一番早い方は三時間ぐらいでそのことと向き合った方がいました。一番時間がかかった方は一週間ぐらいでした。私が行っても全然口をきいてくれませんでしたが、それでも毎日顔を出していくうちに、一週間後に話をしてくれるようになりました。そうやって自分の状況がわかれば、今度はその状況の中で自分にできる最善を尽くそう、自分の考える生き方をしていこう、と考えてくださいますので、それを今度は私たちが応援するというかたちになります。

ホスピスケアへ向かう

ところが、そのころは在宅医療はほとんどありませんでしたので、結局は病院に戻ってきて亡くなるのです。いったんは家に帰りますと言った方たちも、そうなってしまうわけです。そうすると今度は療養環境が問題になります。自分の人生の最後を自分らしく過ごそうと思って病院に戻ってきても、その当時は病院の療養環境はやはり今のようではありませんでした。個室などは少ししかありませんでした。ほとんどの人が四人部屋、六人部屋で終末期を過ごし、本当に最期の時になって個室に入るというパターンでした。

人生の最後を過ごす場所として病院はふさわしくないと思うようになりましたが、どうしていいか、なかなかその方法が見えませんでした。でも船をおりて二年後、一九八六年に柏木哲夫先生の著書『死にゆく患者と家族への援助——ホスピスケアの実際』(3)に出会いました。

実は、柏木先生たちはもっと前からホスピスケアに携わっていたのを、私は知りませんでした。私はキューブラー・ロスの本で目覚めたのですが、この本ではホスピスのことは一行ぐらいしか触れておらず、しかもホスピスと書いてありません。なので気がつかなかったのです。それで柏木先生の本を読んで、ああホスピスという取り組みがあって、これはすごくいいな、これこそ人生の最後を迎えつつある患者さんやご家族にふさわしい取り組みなのではないかと思うようになり、それからの私は、ホスピス、ホスピスと、ホスピスが頭の中にこびりつくようになってしまいました。

船をおりてから四年後、一九八八年二月にアメリカのホスピス視察に行きました。そのツアーの中に一日だけキューブラー・ロスさんとお会いできるというスケジュールが入っていました。私の人生を変えてくれた人ですからぜひお会いしたいと思いました。その時私は外科医だったのですが、同僚に二週間ほど仕事を離れることを許してもらって行ってきました。

私たちはこのときいろいろな話を伺いました。キューブラー・ロスさんは世界的な精神科医でしたが、お会いした彼女はだぶだぶのセーターにジーパンという姿で、とても気さくな方でした。バージニアに彼女の農場があって、そこで過ごしていました。二月のある日、私どもはニューヨークからバスで彼女のところに行きました。三時間ぐらいで行ける予定でしたが、途中の高速道路で私たちの乗っているバスがスピード違反で捕まり、見ている前で運転手さんが手錠をはめられて連れていかれてしまいました。旅行会社の人が手配をして、普通のバスに乗り換えて行き、結局着いたのは夕方五時ごろでした。午前十一時前に着くはずでしたから、本当だったらかんかんに怒っていてもおかしくないのですが、彼女は私たちを非常に温かく迎えてくれました。

農場でヒツジやヤギを飼っていて、部屋へ案内してくださる前に、生まれたばかりのヤギを一番最初に見せてくれました。そして部屋に入ると、たくさんの彼女の手づくりと思われるごちそうが待っていました。自ら紅茶を入れてくださいました。

そこで私たちは彼女を取り囲むように座り、いろいろな話を聞きました。医療者の多かったツアーでしたが、その中の一人が、「患者さんたちの中には安楽死を望む方がおります。その方にどんなふうに向き合ったらいいでしょうか」という質問をしましたら、彼女はこう答えました。「それは、皆さんのケアが……」、このあとに言葉があるのですが、何と言ったと思いますか。いかがでしょうか。「それは皆さんのケアが悪いからです」ではなくて、「足りない」とおっしゃったのです。私はなるほどそうかと思いました。

そしてそのあとに、彼女は「全人的苦痛」という話をしてくれました。今でこそこれはよく言われていますが、私にはとても新鮮でした。人間は例えば死に直面するような病気になった場合、四つの苦痛に直面する。がんの末期の方を想定していただければわかりますが、当然、がんの痛みやさまざまな直接的な苦痛があります。それから体が衰弱していきますので、日常生活そのものが困難になってきますね。そういう身体的苦痛。それから、そういう状況になってくれば仕事も失うでしょうし、収入も乏しくなってくるでしょうし、家族の状況も変わってくる可能性がありますね。社会的苦痛です。そしてそういう状況を生きる人たちは当然、さまざまな精神的苦痛にも直面する。これはよく理解できますね。

そしてもう一つ、「スピリチュアルペイン」というのがあるという話でした。このときに通訳からスピリチュアルペインを「宗教的苦痛」と訳されたので、そこでまたツアーの一人が、「私ども日本では宗教的背景は薄いです。そういうところで宗教的苦痛と言われても、どうしたらいいのでしょうか」と質問しました。キューブラー・ロスさんは平然と「何の心配もありませんよ。身体的苦痛にきちんと向き合いなさい。社会的苦痛にもきちんと向き合いなさい。そして精神的苦痛にもきちんと向き合いなさい。この三つの苦痛にきちんと向き合っていけば、四つ目のスピリチュアルペインは自然と癒やされます」と言われました。

宗教的苦痛という言葉の意味合いが十分わからなかったのですが、でもこの三つならできるかもしれないと思い、何か納得したような気持ちで戻ってきました。このころ、もちろん私の中ではホスピスに取り組みたいという思いがありましたので、そうか、この三つをしっかりやれば何とかなるのだという思いがあり、それでホスピスに取り組むことになったわけです。

さて、当時私どもがいた市立病院の院長などにホスピス設立の相談しても、公立病院のうちではちょっとという感じで、なかなかうまくいかない中で、だんだんといらいらしてきて怒りを持つようになりました。それで、この現実はやはりいろいろな人に知ってもらわなくてはいけないのではないかと思い、『病院で死ぬということ』(4)という本を書きました。その中で、自分たちがもし病気になって病院に行った場合に、こういう現実があるのだと。もちろんそういう現実の中でもそれなりの時間は過ごせますが、ただもっともっといい時間の過ごし方があるのではないか、私の中ではそれがホスピスなのだ、というふうに書いたわけです。それで一九九一年から、聖ヨハネ会桜町病院のホスピス科に行くことになるわけです。

スピリチュアルペインに直面する

一九九一年十月から桜町病院のホスピスに参加することになりました。ホスピスへ行ってからは、一般病院の外科病棟でのストレスはほとんどなくなりました。患者さんときちんと向き合うことができましたし、苦痛の緩和に力を注ぐことができました。それからご家族の皆さんともきちんと向き合うことができました。また、チームとしての取り組みや、ボランティアの皆さんの取り組みなど、まさに私が目指していたホスピスケアが可能になりました。

それから三年後に新しい建物ができて、まさに療養環境も、チームとしてのケアの質も、おそらくホスピスとしては自慢してもいいのではないかと思うようなものができ上がりました。

患者さんの苦痛を緩和し、うそをつかない、きちんとした情報を伝えていくという中で、患者さんたちは悔いなく生きようとするわけです。しかし苦痛が緩和されて、自分らしく生きてきた皆さんも、がんが進むと体力がどんどん落ちて衰弱します。がんの患者さんたちの二割は急変して亡くなると言われており、実際そうです。でもそれ以外の人たちは、必ずある時期には排せつの介助を受けるとか、ベッド上の排せつになるとか、そうやって自分の基本的な日常生活の部分を他者に委ねなければならなくなります。それ抜きには人生の最期を迎えられません。

自分は精いっぱい生きてきた。苦痛も緩和されて、時間も限られていたけれども、それなりに生きてきた。しかし、今の私はベッドの上にいて、排せつもままならない、人手がないから夜はおむつにしてねと言われてしまったりする。毎日お風呂に入る生活をしたいけれども、週二回にしてねと言われてしまったりもする。そうやって、これは私の最低限の基本的な生活だという部分を他者に委ねざるをえない場面が出てくるわけです。

そうすると、この状態は生きるに値するのかと自問自答するわけです。そして「生きている意味がない」とおっしゃる。結果的に「もう早く終わりにしたい」とか、「そろそろ終わりにしてください」という言葉も出てきます。とにかくそういう話をされます。

例えば、「私はがんという病気になり、それにきちんと向き合ってきた。可能な限り治療も受けて

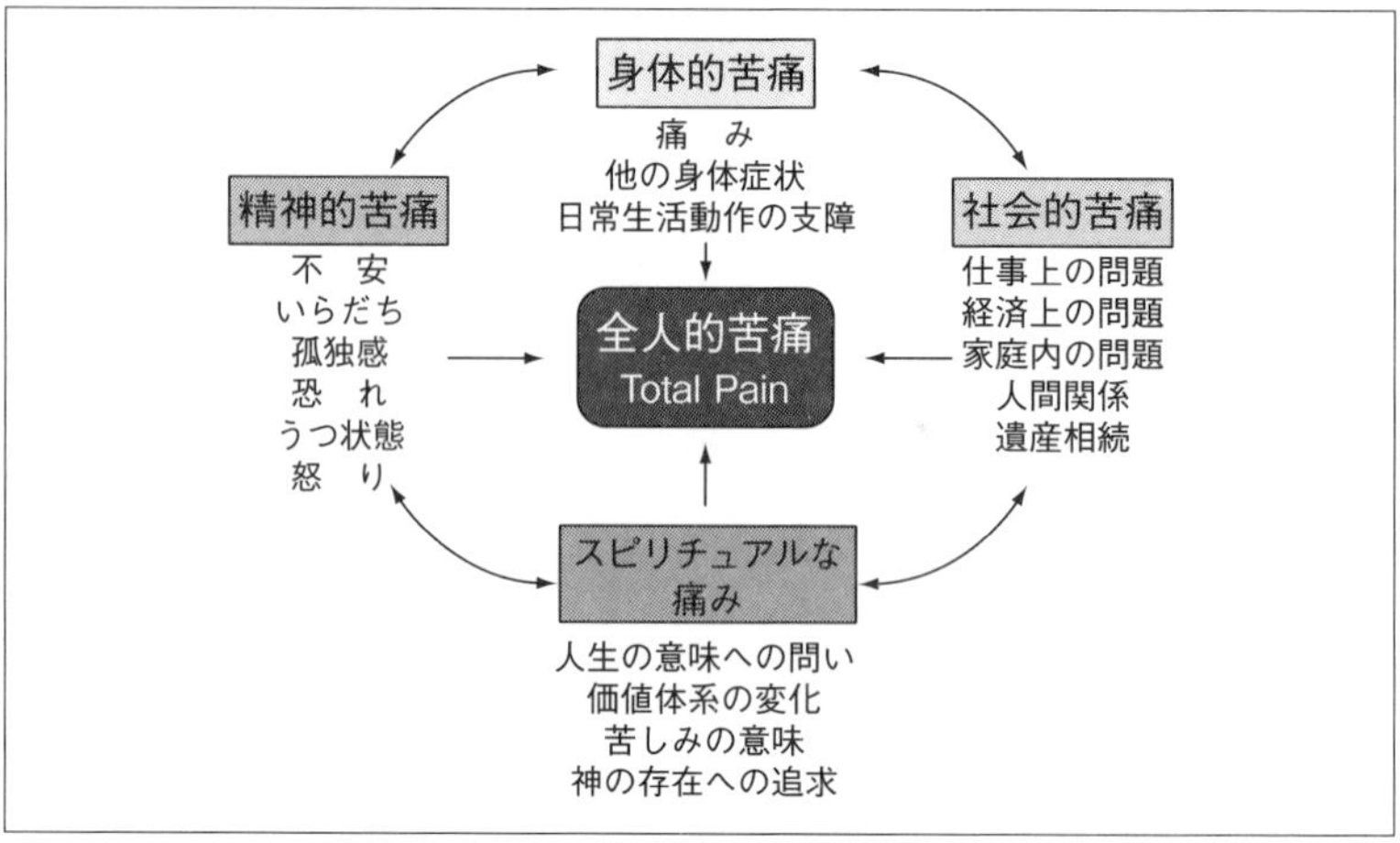

図１　全人的苦痛の理解

きた。治療の限界だと言われてホスピスを選んできた。そして身の回りの整理もしたし、伝えたいことも伝えたし、もう十分生きました。十分幸せな人生でした。だけども、いま私の体験しているこの場面は、私にとっては耐えがたい。私は間もなく亡くなっていく。そうですよね。とすると、私が亡くなるまでの時間に体験することの意味は一体何でしょうか」という問いかけが、当然出てくるわけです。そして「早く終わりにしたい」と。そうなってくると、やはりこの言葉にどうやって向き合ったらいいのか。

キューブラー・ロスさんは三つやれば自然に癒やされると言ったのですが、具体的にこういう問いかけがあると、そうもいかない。そうすると、スピリチュアルペインというものをあらためて自分で勉強しなくてはいけない、ということになってくるわけです。

それで、いろいろな方のスピリチュアルケアの本を読みました。私は臨床家で研究者ではありませんので、自分の目の前にいる患者さんたちと向き合っていくときに、自分にとって受け入れやすく取り組みやすい、そういういいとこ取りをしてやっていくわけです。その中でも窪寺俊之先生の本の中にあった言葉が私にとって今も基本になっています。それをあとでご紹介します。

これもよくある図です（図1）。これはシシリー・ソンダースが提唱している全人的苦痛とそれに対する理解です。ホスピスで療養する方たちというのは、先ほどのキューブラー・ロスの話にもありましたが、全人的苦痛に直面する。スピリチュアルペインというものを私たちのツアーの通訳は宗教的苦痛と訳していましたが、宗教的苦痛という訳され方だけですと、なかなか全体をあらわしていないと思います。つまり、がんの末期のようになってくると、スピリチュアルペインも含め四つの苦痛があって、それらに対するトータルとしてのケアが必要なのだとシシリー・ソンダースは提唱しています。

同じように、二〇〇二年にＷＨＯ（世界保健機関）は緩和ケアの定義を出しています。ＷＨＯの定義は、「緩和ケアとは、生命を脅かす疾患による問題に直面している患者とその家族に対して、疾患の早期より痛み、身体的問題、心理・社会的問題、スピリチュアルな問題に関してきちんとした評価を行い、それが障害とならないように予防したり対処したりすることで、ＱＯＬを改善するためのアプローチである[5]」と言っています。

ＷＨＯも基本的に緩和ケアというのであれば、この四つの側面にきちんと目を向けていきましょう

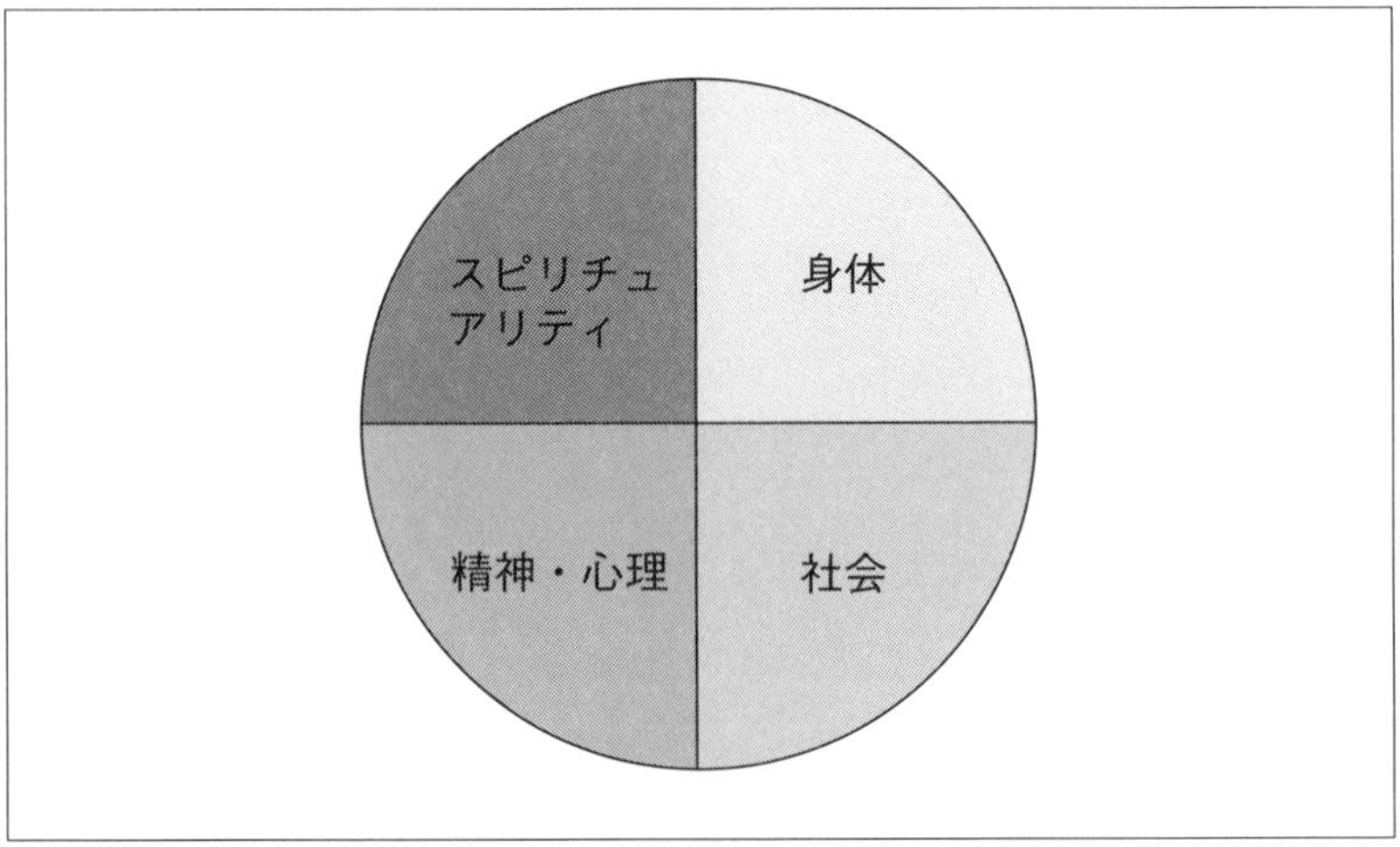

図２　人間の存在を構成する４つの要素

と言っているわけですね。だとすると、私たちは生命を脅かされるような状態にいる患者さんと向き合っていくためには、この四つのことをきちんと把握する必要があるだろうということになります。

そこで、ここからは私流の解釈が入ります。いろいろな人の本を読みましたが、少なくとも人間の苦痛には四つの要素があるということは基本です。身体的苦痛は私たちが体（身体）を持っているから感じるものです。社会的苦痛は、私たちが社会的な存在だからそれを感じるわけです。そして精神・心理的苦痛は、精神・心理的な状態、つまり心を持っているから感じるわけです。となれば、スピリチュアルペインというのはその源があって、その源が何らかの打撃を受けるので、それを苦痛として感じるのではないかと考えたわけですが（図２）、そう考えると、スピリチュアルペインを引き起こす源は当然スピリチュアリティということになると思います。

スピリチュアリティとは何なのか

スピリチュアリティの位置

少なくとも人間の存在を考えるときには、この四つの要素、身体的な要素、社会的な要素、精神・心理的な要素、そしてスピリチュアリティをきちんと認識して、それぞれの問題に向き合っていく必要があるだろうということです。そこで、スピリチュアリティとは何なのか、と問うことになっていきます。これが見えてくればケアの方向性も見えてくるのではないかということです。

四つの要素を考えやすくするために、図2のように四分割にして示しましたが、もう少しわかりやすくできないかと思いました。京都ノートルダム女子大学の村田久行先生は、「通常、人間の身体的次元、心理的次元、社会的次元が日常世界の『私』を表している」と。つまり日常世界の私たちというのは、この三つの要素だけで通常は事足りると。そうですよね。大体お互い知るのにこの三つの要素があれば、日常生活はこれで交流可能です。「我々の日常生活では、自己の存在の意味を問い、人間を超えたものに問いかける人間のスピリチュアルな次元は覆い隠されている」と言っています。[6]

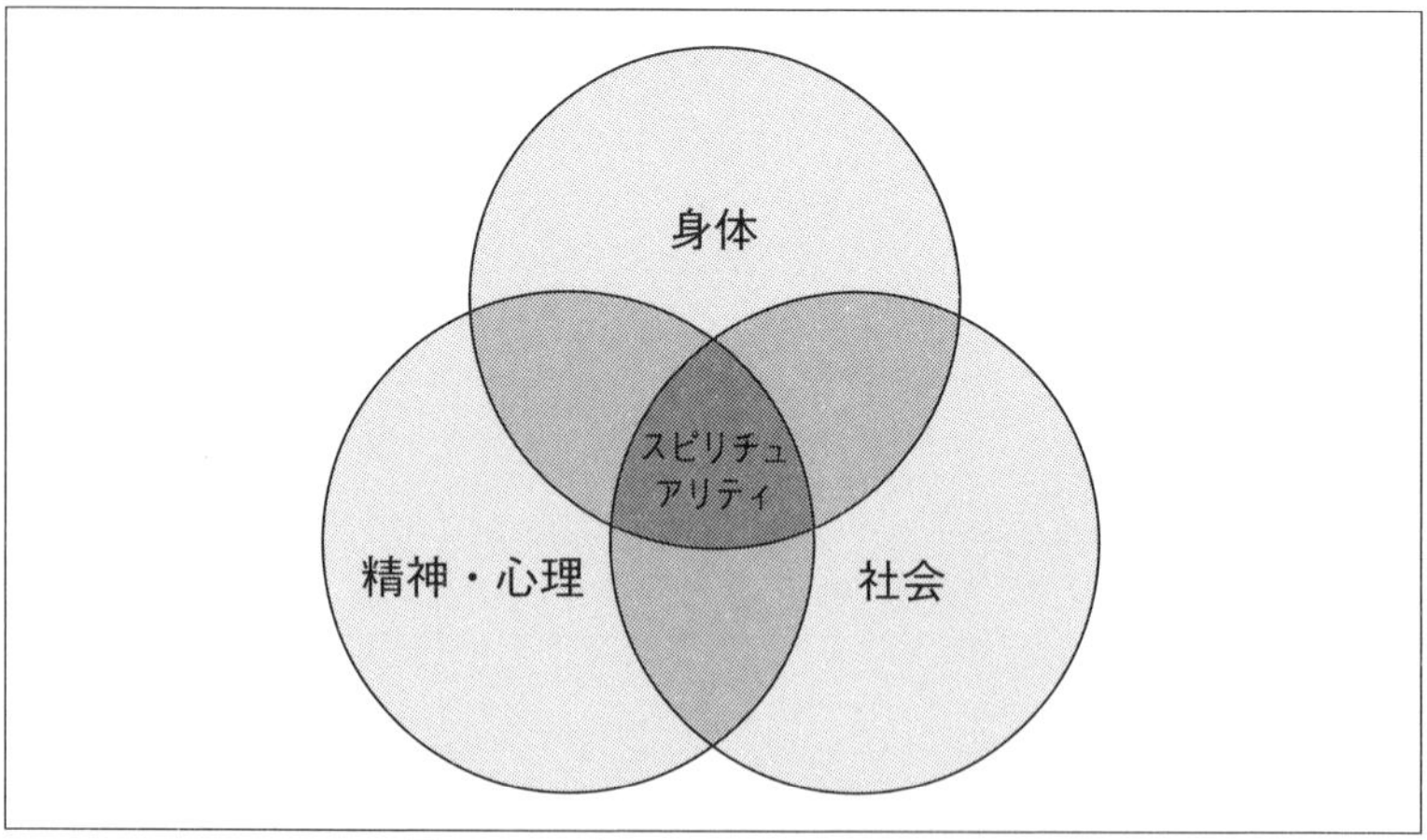

図3　スピリチュアリティの位置

このスピリチュアルな次元というのは、これはスピリチュアリティと位置づけていいだろう、と私は思いました。つまりスピリチュアリティというのは日常生活で覆い隠されているところにあるのだと。

同じように、関西学院大学の藤井美和先生は、講演の中で「人間は病気の有無にかかわらず、存在意識や生きる意味を探求しながら生きている。スピリチュアリティは人間の存在の意味に対する根源的領域にあり、いのちの意味、生きる意味、苦しみの意味、罪悪感、死後の世界への問いである」と話されました。つまりスピリチュアリティは根源的領域にあるのだということです。

村田先生は日常生活で見えないところに、覆い隠されているところにあると。藤井先生は根源的領域だと。先ほどの要素をあらためて図示してみます。身体的存在は外から見えるものです。社会的な役割、これも外から見えます。心理状態なども外からある程度わかりますよね。怒っているか、笑っているか、楽しいか、悲しいかなど。つまり日常生活のほとんどは外から、他者から見ても見えるところにあります。

そうすると、スピリチュアリティの位置は日常生活の覆い隠されているところにあって、根源的領域だとしたら、図にしたら、三つの要素（身体、社会、精神・心理）が交わった中心にくるのがふさわしいのかなと私は思いました。自分にとって理解しやすいように、図3のようにしてみました。

機能としてのスピリチュアリティ

では今度はスピリチュアリティとは何かということです。スピリチュアリティの定義はいろいろありますが一番わかりやすかったのが窪寺俊之先生の説でした。これは窪寺先生の『スピリチュアルケア入門』の第一章にあります[7]（図4）。

「人生の危機に直面して生きる拠り所が揺れ動き、あるいは見失われてしまったとき」とあります。ですから少なくとも日常的な場面ではない、非日常の場面です。そのときに、一つは「その危機状況で生きる力や、希望を見つけ出そうとして、自分の外の大きなものに新たな拠り所を求める機能のこと」だと。括弧して〈宗教的ニーズ〉と私がつけたものですが、これは先生に一応電話で了解をとりました。つまり早い話が苦しいときの神頼みと言うと怒られそうですが、途方に暮れてしまう自分がどうにもできないときというのは、やはりつい祈りたくなるでしょう。今は受験シーズンですから、

人生の危機に直面して生きる拠り所が揺れ動き、あるいは見失われてしまったとき、

1）その危機状況で生きる力や、希望を見つけ出そうとして、自分の外の大きなものに新たな拠り所を求める機能のことであり〈宗教的ニーズ〉

2）また、危機の中で失われた生きる意味や目的を自己の内面に新たに見つけ出そうとする機能のことである〈内省ニーズ〉

図4　スピリチュアリティとは

神社へ行くとたくさんの合格祈願の絵馬などがあります。あの人たちだってふだんは別に信じていないのではないかと思いますが、苦しくなるとつい頼みたくなると。それよりはもっと深い意味があると思いますが、いずれにしてもそうした宗教的ニーズがあります。

二〇一一年三月十一日の東日本大震災のあと、たくさんの人たちが途方に暮れ、どう祈っていいかわからない人もたくさんいました。宗教者が現地に入って、宗教者はもちろん祈ることの専門家でもありますので、その人たちと一緒に祈ったという話も聞いています。危機状況でどうしていいかわからないときは、祈りたい気持ちが自然に起こってくるのではないかということです。

もう一つ、「また、危機の中で失われた生きる意味や目的を自己の内面に新たに見つけ出そうとする機能のことである」と。これを私は〈内省ニーズ〉と考えて括弧に入れて示しました。つまり危機状況の中では途方に暮れて、当然自分の内面を振り返りますよね。今までの自分を支えてきた価値観、考え方では対処できないので、自分のことを振り返るわけです。

窪寺先生の説のすごいと思ったところは、それを機能としてとら

えていることです。機能ですから、これは誰かれ問わず、人間すべてに備わっている一つの機能としてこういうものがあるのだと先生はおっしゃっています。

この文章に出会ったとき、ああ、そう考えればいいのではないかと、私はケアの方向が見えたような気がしました。このように位置づけると次は何が見えるかというと、つまり危機状況における機能だとすれば、機能ですからそれは働こうとしているので、うまく働ければいいということです。ところが働けないと何も見つけられない。スピリチュアリティが適切に機能しなければ、自分の内面にも、自分の外の大きなものに対しても、生きる意味や目的、生きる力や希望を見つけ出すことができないわけですから、それは絶望的な気持ちになってくるでしょうし、早く死にたいと思うかもしれません。

つまりスピリチュアルペインというのは、スピリチュアリティ（宗教的ニーズや内省ニーズ）がきちんと働かなかった結果として起こってくるのではないかと私は考えました。生きる意味が見いだせない苦痛です。生きる意味が見いだせなければ早く死んでしまいたいと思ってもおかしくはないでしょう。村田先生は、スピリチュアルペインを「自己の存在と意味の消滅から生じる苦痛」と言っていますが、同じことだと思います。

私はさらに考えました。こういう危機状況の中で、例えば神との出会いを求めたり、自分の内面にその解決を求めようとしても求め切れない場合、つまりその状況における自分のことを認められないということは自己肯定ができない状態にあるのではないか。これをスピリチュアルペインと位置づけ

新しい、生きる意味や目的、希望を見いだし、これまでの生き方や価値観を見直し、病気や死に翻弄されない自己を、探求するようになる

→自己の存在と意味の回復

＝生きる意味を見いだせないほどの人生の危機状況でも自己肯定できるようになる

図5　スピリチュアリティが適切に機能した結果

てもいいのではないかと考えました。

スピリチュアリティが適切に働けばどうなるか。自分の外の、人間を超えた新たな拠り所によって生きる力や希望を見つけ出すことができるようになる。そういう機能を持っているからできるのです。あるいは、自己の内面に見失われた生きる意味や目的を新たにつくることができるのです。機能すればですから、機能できるように支援することがケアです。

うまく機能すれば図5のようになります。新しい生きる意味や目的、希望を見いだして、これまでの生き方や価値観を見直すわけです。そして病気や死に翻弄されない自己を探求するようになるということです。自己の存在と意味を回復する。こんなではもう生きる意味がないと思っていた状況の中に意味を回復する。つまり生きる意味を見いだせないほどの人生の危機状況でも自己肯定できるようになるのだと。ここは私の解釈です。

ベッド上で排せつをしなくてはいけない状況はとてもみじめだと思いますが、それは人生の終末期には起こってくる出来事です。一晩寝たらすべてが変わっているかもしれないと思っても、翌日も同

じ状態が待っているわけです。そういう積み重ねの中で意味を見失っていくでしょう。けれども、その場面場面の中でやはり丁寧にケアを受けていくこと、そういう場面になって自分がそういうことを嘆いたとしてもちゃんと聞いてくれる人がいること、そういう積み重ねをしていくうちに、だんだん変わってくることがあります。つまりその場面でもはや意味がないと自己否定した人たちが、この場面でも自分には生きる意味があるというふうに変わっていく。スピリチュアリティが機能すればそうなるのではないかということです。

つまり私の考え方としては、スピリチュアルケアというのは「スピリチュアリティを適切に機能させるように支援すること」だと。そしてこれは、一つは宗教的ニーズを支援することです。「自分の外の、人間を超えた新たな拠り所によって生きる力や希望を見つけ出すことができるように支援する」。そういうニーズがあるので、それを支援することをしていけばいいわけです。あるいは内省ニーズ。「自己の内面に、見失われた生きる意味や目的を新たに見つけ出そうとする機能を適切に支援する」。つまり内省ニーズを支援するのがケアの方法だと考えます。

つまり、あらためてスピリチュアルケアを定義しますと、「誰もが持っていて危機状況のときに働き出すスピリチュアリティを適切に機能させることがスピリチュアルケアである」と。そしてスピリチュアリティを適切に機能させるということは、すなわち「〈宗教的ニーズ〉を支援することであり、〈内省ニーズ〉を支援すること」だと。宗教的ニーズは必ずあるとも限りません。でもありうるということを忘れないでいく。すなわち宗教的ニーズや内省ニーズを適切に支援していくことです。

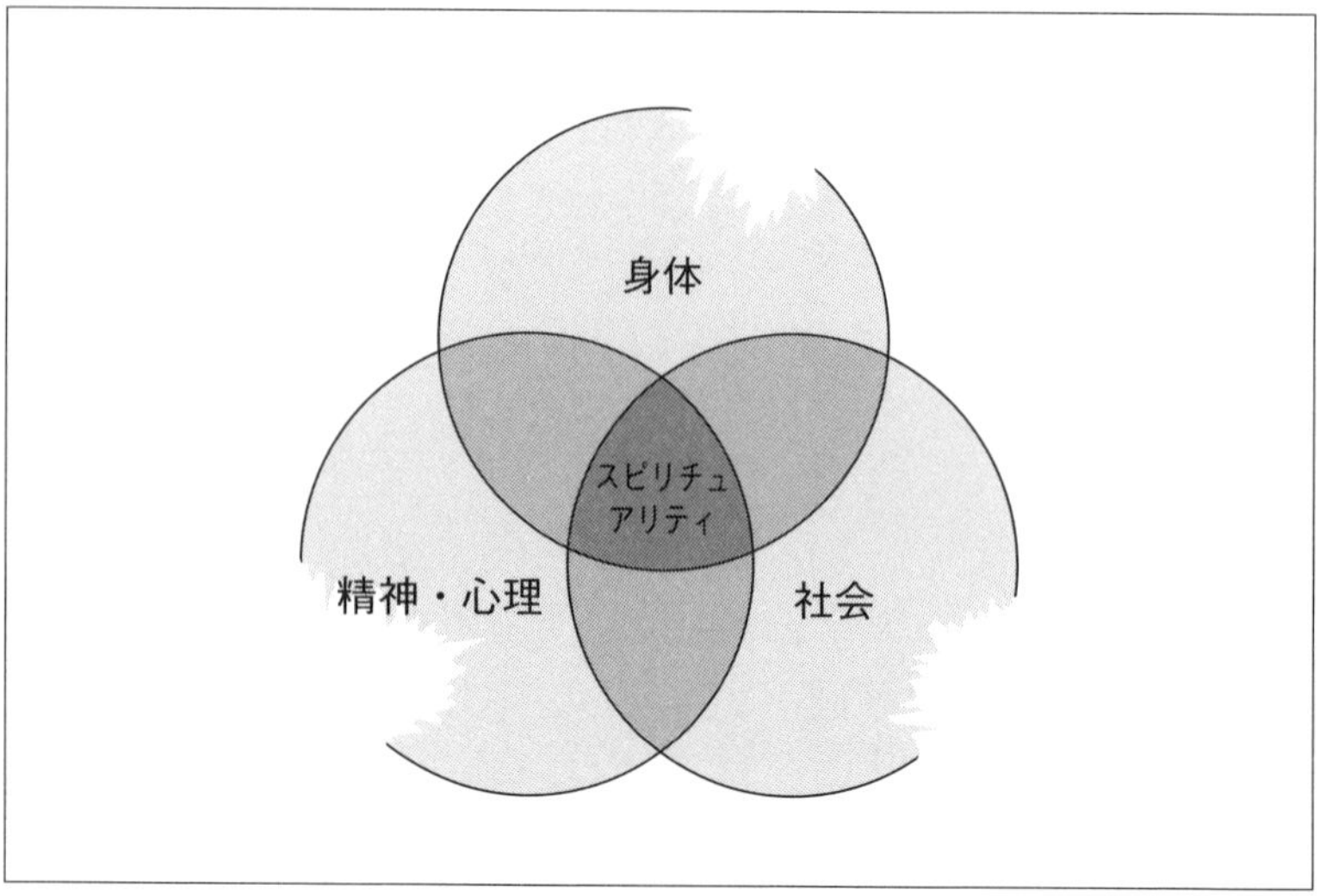

図6　スピリチュアリティが機能しないですむとき

　このように、スピリチュアリティが適切に働けば、その危機状況における自己肯定ができるようになっていくのではないか。それを支援していくことがまさにスピリチュアルケアだと考えると、スピリチュアルケアというのは特段難しいことではなくなります。そういう機能を皆が持っている。それをスピリチュアルケアとかスピリチュアルペインと表現してしまうと何かわかりにくくなってしまうのですが、窪寺先生の定義しているスピリチュアリティの定義に基づけば、ケアの流れはこうなってくるのではないかということです。

「スピリチュアリティが機能しないですむとき」（図6）。例えば転んで骨を折っても、骨折なら一カ月もたてば治りますから、そのぐらいでは生きる意味があるかないか

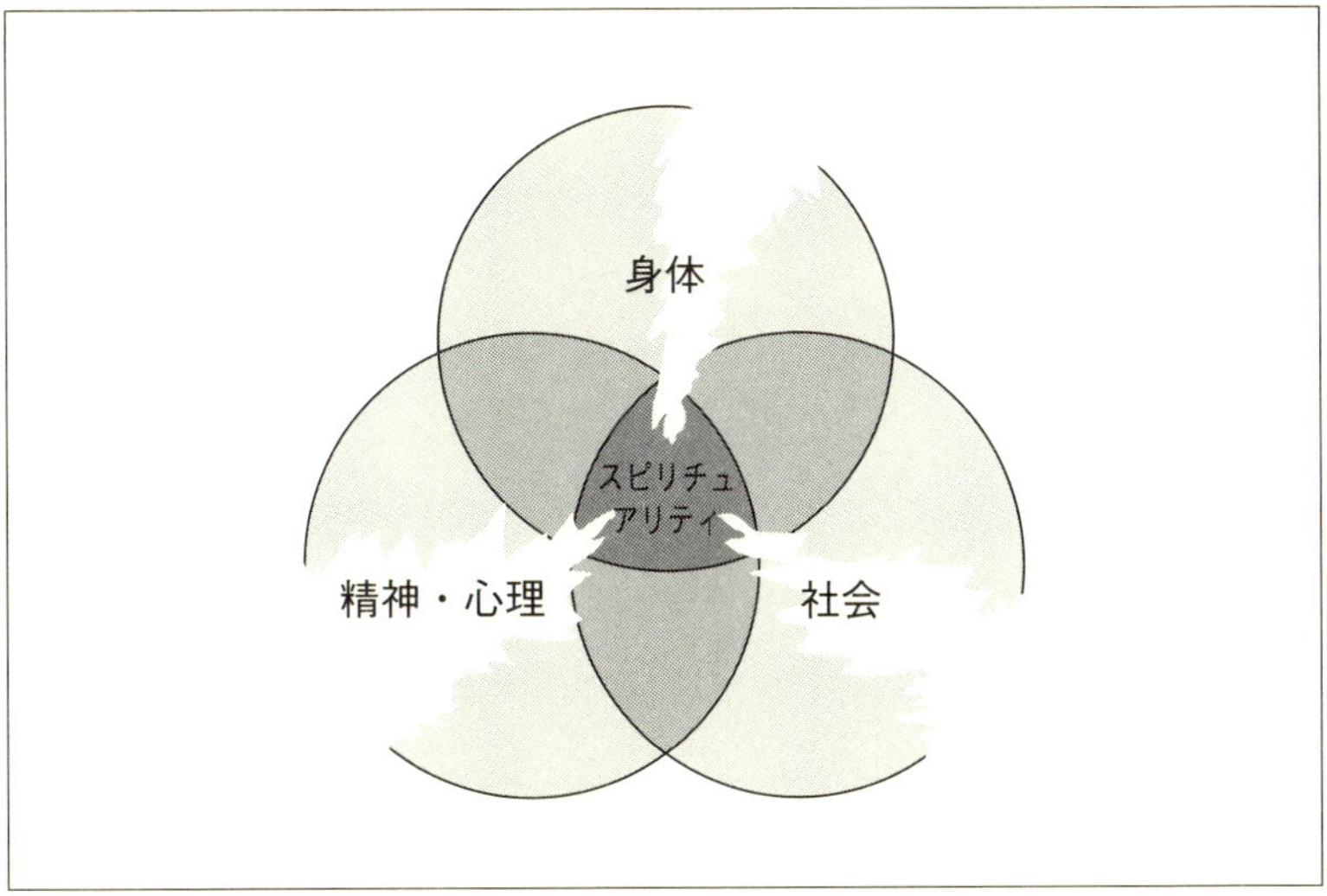

図７　スピリチュアリティが機能しはじめるとき

なんて考えないでしょう。社会的な失敗は時々あります。でも軽度なものならスピリチュアリティまで傷が及ばないので、宗教的ニーズや内省ニーズが働かなくてもすんでしまうかもしれない。ちょっとしたけんかをしたぐらいのことだったら、数日もたてば自然におさまってしまいますね。

しかしながら、これが末期がんの方のように身体的にも社会的にも精神的にも危機状況になってしまえば、全部がならなくても一つひとつでもなってしまえば、スピリチュアリティに当然傷が及ぶ。つまり危機状況になったときにスピリチュアリティが働き出すわけです。図７のように図示することも可能ではないかと私は思っています。

スピリチュアルケアの実際

では、このスピリチュアリティの機能に適切に働いてもらうためには何が必要かということですが、方向性は見えてきました。ハンス・ヨーナス（Hans Jonas, 1903–1993）というドイツ人ジャーナリストの『アウシュヴィッツ以後の神』[8]の第一章に「アウシュヴィッツ後の神概念」という文章がありますす。それを引用したもののさらに引用になるのですが、こんなことが書いてありました。「アウシュヴィッツの被害者とその家族、または関係者が常に求めているものは話し相手であり、理解されることであり、触れあいである」。

ユダヤの人たちがアウシュヴィッツに強制収容されて、本当に理不尽に虐殺されていったことは皆さんもご存じのことです。聞くところによりますと、当初ユダヤ人は銃殺されていたようです。それがやがてガス室に入れられて、そこで大量の人が一遍にガスで殺されます。なぜそうなったかというと、ユダヤ人は銃弾一発の価値もないということでそうなったという話を聞いたことがあります。いずれにしても残された人たちから見れば理不尽、受け入れがたい現実です。そういう状況にいる人たちが常に求めているものは、自分たちの体験を聞いてくれる話し相手、そしてそのことを理解されること、そして触れ合いだということです。

自分の力ではどうにもできない場面にいて、その現実を変えられない状況にいた場合、当然嘆き悲しみます。これは三・一一のあとのたくさんのご遺族の皆さんも同じ状況ではないかと思いますが、その人たちが求めているのは多分、このような現実でも自分の中からほとばしる思いを誰かに聞いてもらいたい、そして理解してもらいたい、そしてそばにいてほしいということです。これは、先ほどのスピリチュアルケアの中の、例えば宗教的ニーズに応えることであったり、内省ニーズに応えていくことが求められているのだと言えます。

内省ニーズに応えるカウンセリング技法

実際、ではどのようにしていくのかですが、私は宗教者ではありませんので、宗教的ニーズのある人たちについては当然宗教者にお手伝いをお願いします。私たちは内省ニーズのほうに関して役割を果たせるのではないかということです。

「日本死の臨床研究会」という一九七七年にできた研究会がありまして、私は今そこの事務局長をしております。そこではもう十年以上前から「死の臨床とコミュニケーション」という、内省ニーズに応えていくためのコミュニケーションスキルをみがくためのワークショップを開いています。

このワークショップでどのようなことが行われているかを簡単にご紹介しようと思います。私たちは筑波大学の心理学の宗像恒次《むなかたつねつぐ》先生の講義を受けました。ここで皆さんにご紹介します(9)（図8）。

1．ミラーリング：効果的繰り返し

カウンセリングは相手が自らの隠れた気持ちや欲求に気づくことを（内省）支援するものである。

そのために、鏡のようになって、その人自身が言ったことのうち、気持ちがこもっていたと思われるところ（キーワード）を、共感をもって、繰り返す技術が重要になる。これをミラーリングという。

2．ミラーリング効果

相手が言ったキーワードについて、「こういうことですね」と応えたときに、それが相手の気持ちと一致していれば、相手は安心する。そして、自分の気持ちが整理できる。

さらに、自分の隠れた気持ちや欲求に気づいてくる（内省する）。これがミラーリング効果である。

3．効果的沈黙

沈黙とは相手に話す機会を与えること。

効果的沈黙は安心した発言と話す意欲の増大と、自らの発言による新たな気づきを高める。

4．本人の気づき

悩みを訴えてくる人というのは、自分の気持ちを分かってもらうためには、命さえ惜しくないほどの、強いエネルギーを持っている。

自分の気持ちが分かってもらえたならば、次に自動的に「自分は何をすればいいのだろう」と内省するようになる。

そして自己決定に至る。

5．共感的に支える

相手が自己決定したことを評価し、共感的に支える。

図8　スピリチュアリティを機能させるためのカウンセリング技法

1　ミラーリング

「ミラーリング―効果的繰り返し」という方法があるということです。カウンセリングは相手が自らの隠れた気持ちや欲求に気づくこと（内省）を支援するものです。そのためには、鏡のようになって、その人自身が言ったことのうち、気持ちがこもっていたと思われるところ（キーワード）をまさに共感を持って繰り返す技術が重要になる、これをミラーリングと言います。オウム返しではなく、気持ちがこもっていたと思われるところを共感を持って、です。当然こういう場面にいる方たちは、追い詰められて、自分でどうしていいかわからない場面にいる方たちです。その方たちの状況を考えれば十分共感が可能になりますから、その思いを込めて確認をしていきます。

ですから繰り返す技術というと、ちょっと軽く感じますが、すべて確認をしていくと考えればいいわけです。あなたの言ったことはこれで間違いないですね、私はあなたの言ったことをちゃんと受けとめていますでしょうかと、確認をしていくことを言っているわけです。

2　ミラーリング効果

こういうことをしていくとどうなるか。宗像先生に習ったことです。相手が言ったキーワードについて「こういうことなのですね」とこちらが答えます。それが相手の気持ちや言ったことと一致していれば、当然相手は「ああわかってもらえた」と安心します。そうすると、相手の人が自分の気持ちを整理することができるのだと。そしてここがポイントだと思いますが、さらに自分の隠れた気持ちや欲求に気づいてくると言います。つまり自分の思いを受けとめてくれる人がいて確認されると、自分ですら気がつかなかった次の思いに気づいてくることがある。それがミラーリング効果、つまり内省が深まっていくプロセスなのだということです。

3　効果的沈黙

ときには沈黙が起こります。非常に緊迫した場面の会話です。相手の方ももう生きられないと思うような場面での会話になりますから、会話の途中で沈黙が始まってしまうことが当然あります。沈黙というのはすごく重苦しい。なので、耐え切れずにどちらかがしゃべってしまう。でもここでは待ちましょう、ということです。宗像先生から習ったのは効果的沈黙ということですが、村田先生は沈黙という技法はない、待つことだと言っていますが、意味は同じことです。待ちましょうと。

ずっと待っていますと、その人たちが自分が話していいのだなと感じます。そしていろいろな思いが頭の中に交錯していく。内省が深まっていく。それを待つわけです。こちらが我慢して待つ、待つのは結構しんどいときがありますが、そうするとようやく相手の言葉が出てくることがあります。それは深まった内省の後に出てきた言葉であるということです。

沈黙とは相手に話す機会を与えることです。相手がああ話していいのだなという気持ちになるまで待つことです。そしてさらに自分の思いを語ってくれることになります。

4 本人の気づき――自己決定

宗像先生はこんなふうにおっしゃっていました。悩みを訴えてくる人というのは、自分の気持ちをわかってもらうためには、命さえ惜しくないほどの強いエネルギーを持っているのだと。自分の気持ちがわかってもらえたらもう命が要らないぐらい。そうでしょうね。追い詰められてしまっていて、どうしていいかわからない人がわかってもらえたら。

ここもポイントです。自分の気持ちがわかってもらえたならば、次に自動的に「自分は何をすればいいのだろう」と内省するようになると言います。私は本当に研究者ではなくて臨床家なので、こういうところがすごく好きです。自動的になってくれるのだったらいいなと。つまり私たちの役割というのは、相手のつらい思いを確認していく作業です。相手の人たちが内省を深めていって、そして自分の中で何をすればいいのだろうかと気がついてくださるのであれば、これはベテランでなくてもいい、人生経験豊富な者でなくてもいいということです。私たちの人生経験や価値観によって相手が変わるのではなく、相手の人が自分の経験してきたことや価値観を反すうしていくことによって、自分の中でたどり着くものだと。当然人によって一人ひとり違ってきていいわけです。そして自己決定に至ります。

5 共感的に支える

自己決定したことの内容は私たちの価値観と違うこともありますが、それは違ってもまったく構わないわけです。その人の人生なのです。自己決定してくださったあとは、ああそれいいですね、一緒にやりましょうと支えます。そのように習ってきました。これはそのとおりだなと思います。

臨床の実際

臨床の実際は、図9のように進みます。

例えば私たちが臨床の実際において、病棟でも、在宅でもそうですが、患者さんと初めてお会いした時、そこでは当然挨拶し、自己紹介します。そして病気の経過を確認します。そして「今はどんな状態ですか。食事はどうですか。動き方はどうですか。よく眠れますか。痛みはどうですか」ということを確認します。それで「大体あなたのことをわかりました」と。

次は4の病状認識の確認です。「ではこういう経過ですね」と確認した上で、「あなたは今の自分の病気についてどんなふうに思っていますか。こういう経過があってあなたは今ここにいます。あなたは今の自分の病気についてどんなふうに思っていますか」と聞きます。そうすると、ここで沈黙が始まることがあります。つまり1挨拶、2病歴の確認、3苦痛症状やＡＤＬ（日常生活動作の自立度）など病状の確認まではイエス・ノーみたいな答えですから難しくないのです。ただし病歴の確認というのは患者さんが悪化した経過の確認です。私どものクリニックに来る患者さんたちは、もはや治癒できないとか、治療法がないと言われて在宅の療養になったりホスピスに来る方です。病気の経過の

1：挨拶　自己紹介（初診時）
2：病歴の確認（初診時）
3：苦痛症状や ADL など病状の確認
4：病状認識の確認
　・初診時：医師からどのように説明されているか、本人はどのように考えているか
　・その後（病状変化時など随時）：その時点における本人の病状認識
5：4を前提に今後、どこで、どのように過ごしたいか、などの確認
6：本人の思いを、少しでもかなえられるようにお手伝いすることを約束する

図9　臨床の実際

確認は、患者さんたちの悪化してきた経過の確認になってきます。その上で私が「あなたは今この経過の現状についてどのようにお考えですか。どのようにご自分で認識されていますか」と聞いていくと、沈黙が始まることがあります。それは、まさに自分の病状が悪いのだということを自分で自分の言葉で表現しなくてはいけない場面だからです。

いろいろな場面があります。私と福岡で在宅医療を行っている二ノ坂保喜先生の書いた『病院で死ぬのはもったいない――〈いのち〉を受けとめる新しい町へ』[10]の中にも例を挙げてありますが、一部ご紹介します。

七十代の女性の患者さんでした。治療が難しく在宅の療養になって、訪問診療を求められました。初めて行ったときは図9の1、2、3をやっていったわけです。それで4の病状認識の確認で「ご自分で今の状態をどのようにお考えですか」と聞いたときに、沈黙が始まりまし

た。その人はこの質問のときから目を閉じてしまったのですが、しばらく沈黙があったあとに目尻から涙がにじんできて、絞り出すように「私は余命いくばくもないと思っています」とおっしゃいました。ですから私は、「余命いくばくもないと感じているのですね」と答えました。確認をしたわけです。

「そうです」とおっしゃったので、「もし余命いくばくもないのであれば、これからどのようにしてお過ごしになりたいですか」と聞きました。患者さんが「家族の迷惑になるかもしれないが、できれば家にいたい」とおっしゃいました。初診のときはご家族がそばにいますので、ご家族にそれを振ります。「ご本人は、皆さんに迷惑かけるけれども家にいたいとおっしゃっていますが、どうします」と言うと、たいていはだめとは言えませんから、「家で見ます」と。「ああ、家で大丈夫ですよ」と答えられるわけです。

それでさらに、「もし余命いくばくもないとしても、家で療養できることになりましたね。もしこういう状況だったらどんなふうにして過ごしたいですか」と聞いたら、「できれば毎日孫に会いたい」とおっしゃいました。外孫でしたので一緒に住んでいないのです。そこで私が「どんなお孫さんですか」と聞いたら、そこで今度は「四歳のかわいい女の子で」と、表情が変わってきて、だんだんと孫の自慢話が始まって、「それはかわいいですよね」と答えたら、「そうです、かわいい」と。「そのお孫さんに毎日会いたいのですね」と言ったら、「そうです」とおっしゃった。

それで、これもまた家族の方に「毎日会いたいとおっしゃっていますけれども、会えますか」と言ったら、「会わせます」とおっしゃいました。「ああよかったですね。ではそうやってお過ごしください。私たちもできる限りお手伝いをいたします」と言って私は帰りました。

ここでわかるのは、まさに悪い状況の確認をしたあと、悪いことが前提になったときに、それでも見えてくる希望や目的があるのだ、ということです。ただし「余命いくばくもない」とおっしゃったときに、私が「そんなことありませんよ」と返してしまったら、多分そういう展開にならなかったでしょう。「余命いくばくもないと感じているのですね」という確認をして、否定しなかったので、本人も「そうだ」とおっしゃった。もしそうだったらという次の展開になるわけです。

これはまた状況によって変わってきますから、その場面場面でのその人の思いを確認しながら、その場面でできることをやりましょうと。例えば本当に亡くなる間際になってきて、「もう身の置きどころがなくてとてもつらいです」という話になったとします。確かに状況によっては、目覚めている状態では取り切れない苦痛もあるわけです。

そういうときにはご本人と話し合って、どうしても取り切れない苦痛がある場合には、「人間の感じる苦痛は最終的にはすべて脳で感じるので、どうしても今の苦痛が耐え切れないということであれば、もし少しうとうとするようなことでもよろしければ、その方法もとれますよ。ただしこういう会話がもう難しくなってしまいます」という話をします。それで患者さんが「それでも結構ですから、そうやってください」と言う場合には、「でもこういう会話は難しくなってしまいます。大切な会話があるのでしたらしっかりと話しておいてください」という話もきちんとして、そういう方法も提示することができます。

つまり状況が変わってきた場面では、その状況を解決できる方法、あるいは解決できなくても何がしかの方法がある、そしてその方法がどういう問題を起こすことがあるのかということもお伝えした上で取り組んでいます。そして、本人の思いを少しでもかなえられるように約束するわけです。

以上のように患者さんの思いを確認するように聞いていくコミュニケーションの流れが、先ほどの内省ニーズを深めていくことです。もしこの場面で、例えば宗教者との出会いを求めるのであれば、ここでは例えば、チャプレンにお会いしましょうか、といったつながりもできます。

つまりこういう場面にいる人たちは、宗教的ニーズと内省ニーズを両方持っている可能性がありまず。話の流れの中で両方あって、宗教的ニーズが強ければ宗教者との出会いをつくり出せばいいのだということです。もちろんこのようにならないで、自分なりに、自分の中だけで場面を受けとめる人たちもいますので、全員がということではありません。

痛みを取ること、それから現在どんな状態なのかという診療情報を伝えること、これは医療の役割です。しかし苦痛が緩和されたとしても、そして自分はどんな状況かがわかっていたとしても、その状況をどう生きていいかわからないことがあります。まさにそこがポイントです。必要なのは生きる意味を見失った人に対するケア、すなわちスピリチュアルケアです。先ほど述べたスピリチュアリティ、つまり窪寺先生のおっしゃる機能を適切に機能させるように、すなわち内省ニーズや宗教的ニーズに応えていくことになります。内省ニーズに応えていくということは、その人の現実の共有から始まるわけです。良くはない現実を共有して、その中で患者さんたちが求めるものがあったら、その実現を一緒に考えましょうということです。その人たちのその状況においての自己肯定が可能になっていくのです。

先ほどの女性は、余命いくばくもないという現実を共有した上で、だったら家で過ごしたい、毎日孫に会いたいという、状況を自分が受けとめるための条件を出しました。つまり自己決定し、それを私たちが実現できるようにしましょうと支えたわけです。

以上が私がホスピスで学んだことです。

在宅ケアへ

いま私がお話ししてきたことは、がんの末期の人たちに特有なことではありません。つまり、生きる意味を失ってしまうような場面は、もうすぐ死ぬから直面するわけではないということです。それまで自分らしく過ごしてきた自分らしさが保てなくなってしまう。例えば、排せつはトイレでしたかったのに他者に委ねざるをえないとか、おむつをせざるをえないとか、そうやって自分が望まなかった現実に直面したときに、そのような状況における生きる意味を考えます。ですから、これはがんに限らず、自分の力ではどうにもできない場面に直面している人たちは同じように感じているのではないか。とすれば老衰もそうでしょう。年をとって、しっかりしていたかったのに思うように動けなくなってしまうこともあります。つまり年をとったからしようがないと簡単に言ってほしくないことがいっぱいあります。おそらく、もう生きていても意味がないと感じたとき、皆さんの「そろそろ早くお迎えが来てほしい」という言葉が出るのです。この言葉の裏には、やはりそういうこともあるのだと思います。

あるいは、子どもをどう育てていいかわからなくて、途方に暮れているお母さんたちもいますし、あるいはまた、学校の中でちゃんと学べない状況になっている子どもたちもいますよね。そういう子どもたちもお母さんたちもどうしてよいかわからず途方に暮れているという意味では同じではないか、ということです。

つまり自分の置かれている状況を自分の中では解決しえず、途方に暮れている。そういうつらい思いを誰かに言うと、たいてい叱咤激励されてしまったりするわけです。でも私たちが学んできたことの流れでいえば、そこは叱咤激励する場面ではない、ということがわかるわけです。

スピリチュアルケアを必要とする人はたくさんいます。しかし、ホスピスや緩和ケア病棟は今の医療保険制度でいうと、ほとんどがんの方たちに提供されてしまう現実がありました。ホスピスケアは素晴らしいケアだと思いますが、ホスピスケアのチームが病棟で待っているから、来た人にしかそのいいケアを提供できないのです。そうではなく、私たちが地域に出向いていけばいい。そして患者さんたちの家に私たちが行けば、病気の種類を問いません。それから入院期間も問いません。家に一カ月いたからそろそろ引っ越してくださいとは言われませんよね。つまりそこはもしいろいろな条件が整えば最後までいられるところです。そういうことを考えて在宅に取り組もうと思いました。

ケアタウン小平

ホスピスケアのいいところはチームケアでした。今のようなスピリチュアルペインやケアのことも共有した上でのチームケアでした。これを地域でやるとしたらどうすればいいか。

ホスピスでは、医師や看護師が、患者さんの部屋に行って戻ってくるところは大体ナースステーションです。つまり別々に行っても同じ場所に戻ってきます。同じ場所ですから、いつでも顔を合わせた情報の交換ができるし、カンファレンスも開けます。それが地域でできればいいなと思いました。患者さんは自宅にいて家族もいるわけですが、そこに別々に訪問しても戻ってくる場所が同じであれば、そこでホスピスと同じようにチームのケアができます。

チームケアはやはり、問題を共有し、そしてその背景を一緒に考えることがスムーズにできる、ということが一番肝心です。がんの方たちの半数は、病院から家に帰ってきて一カ月ぐらいで亡くなります。別々の場所にいる職種がチームを組んでもなかなかうまくいかないので、チームが顔と顔を合

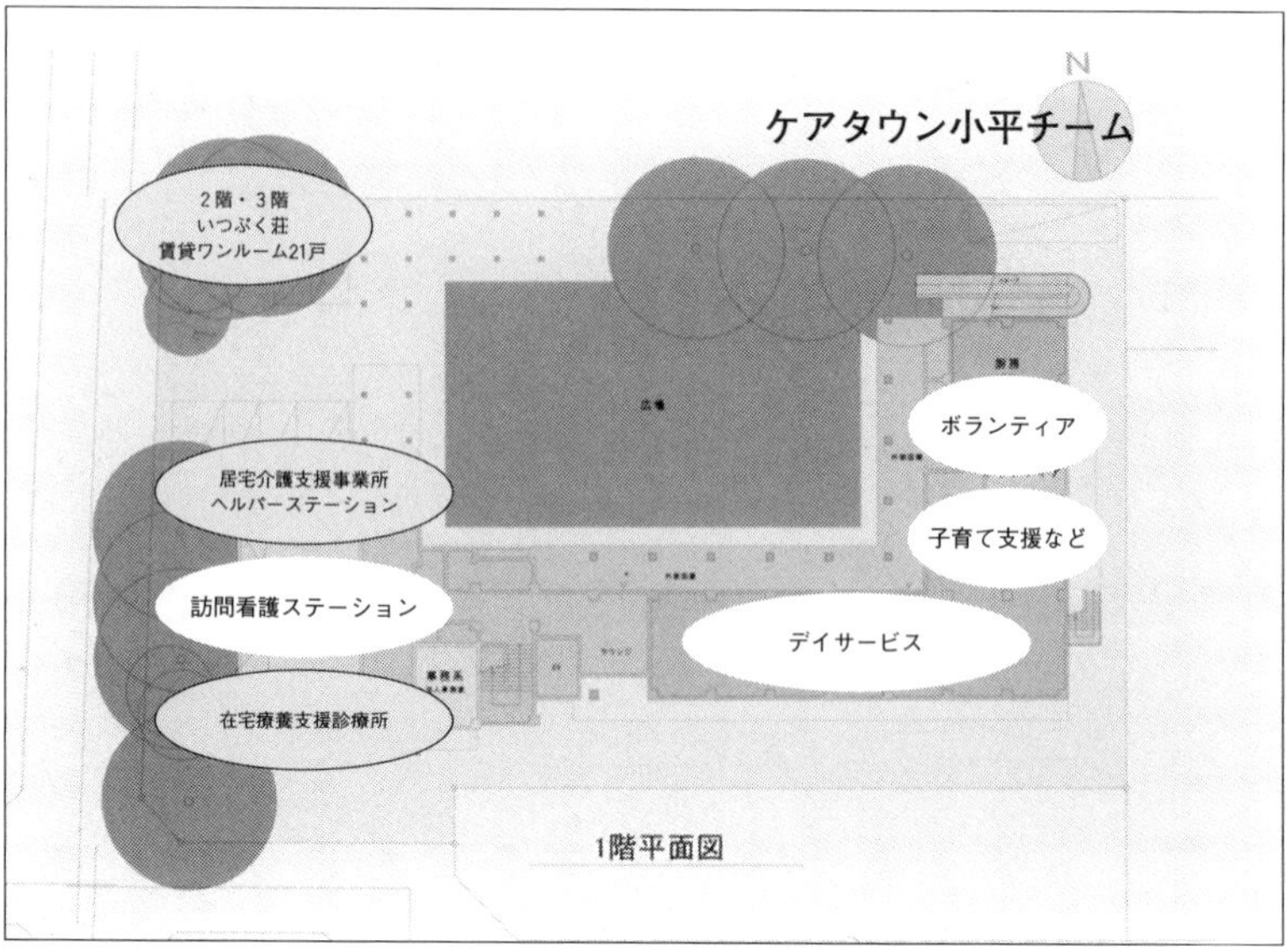

図10　ケアタウン小平１階平面図

わせて取り組むことのできるこういう仕組みをつくりたいと思い、そしてできました。

ケアタウン小平は、小平市の一画にある三階建ての建物です。私のこの構想に共鳴してくださる方がたくさんいました。仲間であった一人がこの構想を実現するためのハードを担うということで、不動産を管理する会社を立ち上げました。そしてケアタウン小平という建物を建てるための土地を購入し、建物を建てました。私たちは今そこを借りています。

図10は一階の平面図です。白地に示されているのはＮＰＯ法人の担当しているものです。ＮＰＯ法人を立ち上げて、ＮＰＯ法人が運営している事業所が「訪問

看護ステーション」と「デイサービス」です。訪問看護ステーションは二十四時間対応します。このデイサービスは医療ニーズのある利用者にも応えます。いろいろな管（呼吸や導尿のための）がついていたりすると、一般のデイサービスでは断られたりします。ずっと家で家族が見ないといけませんので、そういう人たちにも対応できるようなデイサービスです。

それから私たちの考え方の延長線上には「子育て支援」も含まれています。私たちが地域で取り組むのなら、お母さんたちの支援もしようということです。それからＮＰＯ法人であれば「ボランティア」の皆さんと協働しやすいと考えています。

左の一番下の「在宅療養支援診療所」、これは私の個人開業の診療所です。今、私を入れて三人の常勤の医師で二十四時間対応しています。

上の「居宅介護支援事業所」はケアマネジャーの事業所です。株式会社がやっています（二〇一三年十月より同ＮＰＯ法人が運営）。つまり一階に事業形態が違う個人開業、ＮＰＯ法人、株式会社が入っています。医療、看護、介護、在宅を支えていくための事業が全部同じ場所にあるのです。なのでいつでもチームを組めるというか、お互いいつでも顔を合わせられるわけです。まさに先ほどお話ししたようなホスピスケアのよさを地域で展開していくための、別々に行っても戻ってくる場所が同じ、ということをこれで実現したわけです。

二階・三階は「いつぷく荘」というワンルームのアパートになっています。この建物の管理運営は家賃で行っていますので、一階だけの家賃ではとても難しいです。高齢者や障害のある方たちでなかなか普通のアパートに入れない方もいらっしゃるのですが、そういう人たちでも入れるアパートです。アパートですので、いわゆる有料老人ホームのようなケアはついていません。ケアは全部外づけです。普通の家に住んでいるのと同じように、訪問診療、訪問看護、訪問介護を受けています。ただし階段を歩いていけばいいので、非常に近いという利点はありますが、ケアはついていませんので、ひとり暮らしの限界にきたときにどうするかが課題です。

開設して八年目になりますが、十名ちょっとの方がここで亡くなっています。亡くなるころには親戚が来たり、子どもたちが来たり、あるいは自費でヘルパーさんを雇ったり、介護保険の限界の部分をそうやって補って最期までお一人で過ごした人もいました。

一階の一番奥が私の診療所で、真ん中に訪問看護ステーション、その隣に居宅介護支援事業所です。隣同士ですから、いつでもカンファレンスが開けます。デイサービスで毎月一回カンファレンスを開いています。医療ニーズの高い人たちが来ていますので、訪問看護も訪問診療も訪問介護事業も全部入っています。その人たちが交流をしていますから、いつでもいわゆる担当者会議が開けるというメリットがあります。

ケアタウン小平を拠点にして、デイサービスは送迎があったりいろいろと時間がかかりますので、半径二キロの人たちを対象にしています。訪問看護ステーションは結構自転車で行ったりしていますので、半径三キロぐらいです。私どもの診療所はもう一回り大きく、三キロか四キロぐらいのエリアの人を見ています。これより遠いところからの依頼があった場合には、残念ですがお断りしています。

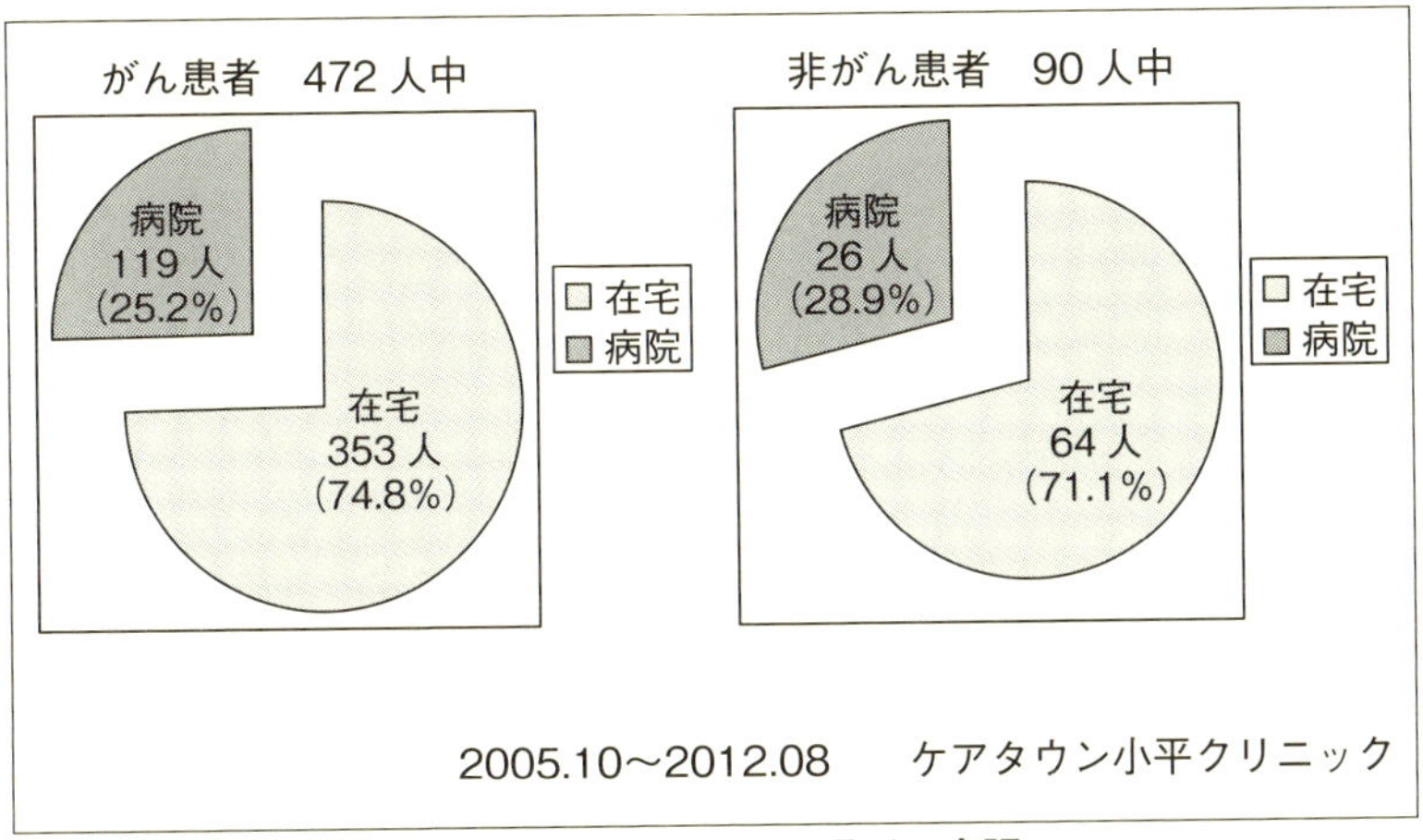

図11　死亡患者・死亡場所の内訳

やはり例えば二キロでも道路がすごく混んでいるときは時間がかかりますので、大体片道二〇分から三〇分以内にしています。

依頼があれば少し遠くても行きたい気持ちもありますが、チームで動いていますので、思うように動けないときもあるわけです。具合の悪い人が北と南にいたとして、同時に呼ばれたらまた時間がかかってしまいますので、自分たちのクオリティーを下げないかたちでのできる範囲という位置づけです。

私は軽自動車を自分で運転して一人で行きます。看護師さんはつきません。ですから、よくテレビなどの往診風景だと、かばんを持った看護師さんがそばにいますが、そんな優雅なことはできません。末期がんの方の場合ですと、私たちが行くのは大体週に一回です。亡くなりそうになるともう少し行くことがありますが。心身共にさまざまな問題のある方も多く、またご家族も疲労と不安の中にいます。それらにしっかり応えようとすれば、一件につき大体往復入れると一時間は十分かかってしまうので、一日で六、七件回るのがやっとです。ほかのスタッフに参加してもらう余裕がないので、こうしたかたちになっています。看護はすべて訪問看護ステーションが対応します。うちの診療所は五人の常勤スタッフがいますが、そのうち三人が医師で、あと二人は事務スタッフです。

開設したのは二〇〇五年十月で、図11は二〇一二年の八月までのデータですが、約七年間の間に五六〇人ぐらいの人が亡くなっています。そのうち、がんの方は四七二人亡くなっていて、大体七五％の人はそのまま家で最後まで看取ることができました。がんではない人も診ていますが、がんでない人たちも大体七〇％ぐらいは家にいられたということです。ですから、本人が家にいたいと望み、家族もそれを支え、二十四時間対応できる医療や看護があれば、七割は家にいられるということです。

がんの人たちが入院した理由のほとんどは、介護力の限界です。もうこれ以上は無理、共倒れになりそうとか、患者さんのほうがもうこれ以上家族に迷惑かけられないとか、あとはひとり暮らしの人です。ですから、介護力さえあれば基本的にほとんどの人は家にいられたのだと今は思っています。

場の持つ力

在宅医療の場の持つ力ということについてお話しします。

一つ目は苦痛を軽減するということです。ホスピスで十四年間仕事をし、がんの患者さんのさまざまな苦痛に対処してきました。家でも当然同じようにしていくだろうと思っていました。がんの痛みは非常に皆さんを苦しめている症状です。ホスピスでがんの痛みを取るのによく用いるのは、いわゆる注射用のモルヒネを機械でずっと持続的に流す方法です。痛みのある人の約半数に使っていました。これはとてもいい方法ですが、ポンプが必要です。開業したときにそのポンプを用意しました。でも八年目に入ったのですが、一度も使ったことがありません。最初は痛みが少ない人を診ているのではないかと思ったりもしましたが、でも三百何十人も診てくると、そうではないのだと思うようになりました。

モルヒネを使わないということではありません。モルヒネも使いますし、その他の医療用麻薬も使いますが、貼り薬、飲み薬、座薬のようなもので、患者さんたちがこれで大丈夫という範囲にコントロールできているということです。

そうすると何が違うのか。一つはやはり家という環境、あるいは身近に家族がいたりペットがいるような環境自体が、同じ苦痛でも苦痛の感じ方に影響するのではないかということなのです。入院している患者さんたちですと、昼間はあまり痛みの訴えがなくても、夜になって人が減り、お見舞いの人も帰っていく、だんだん寂しくなるような時間帯になってくると、結構痛みの訴えが増えたりすることもあるのです。家という環境、自分の住みなれた環境、自分でコントロールできる空間がいいのです。

二〇一二年、『おひとりさまの老後』などの本を書いている上野千鶴子さんと対談しました。そのときにいろいろ話をして、上野さんも在宅がいいとおっしゃっていました。このような話をして、「やはり住みなれた空間、家族というものが苦痛を軽減させるのではないかと思います」と言ったら、「私も家がいいと思うけど、私には家族がいないの。おひとりさまですからね。でも私は家に帰りたい」と。なぜかというと、自分の住みなれた家というのは自分の体の一部である。つまりそこでは、例えば目をつぶってもどこに何があるか全部自分が把握できている。家はただ住む場所ではなく、自分の身体の一部としての家なのだ。だから家がいいのだとおっしゃいました。ああそうだなと私も思いました。

それから、二つ目が変容する家族の力です。在宅が始まるとき、相談外来に来ていただいて、家族の方と話します。「もう治療がなくなって、家で療養してくださいと言われました。本人もそう望んでいるのでその話をしたいのですが」というところから始まります。いろいろお聞きするわけです。「何か不安なことはありますか」と言うと、「もう不安でいっぱいです」とおっしゃいます。なので「どんなことが不安ですか」と聞くわけです。そうすると、「例えば夜もし急に痛みが出たら」とか、「休みの日に急に変化が起こったらそれは不安です」とおっしゃるので、「その不安は心配ないですよ。私たちは看護師も医師も二十四時間いつでも連絡とれる状態ですから、それは大丈夫」と話しますと、「ああそうか」となるわけです。そのように不安について答えていきますと、だんだんと実際の対応がわかりますので、家族の人たちはできそうだなと思ってくれます。

それから「食事ができなくなってしまったらどうしよう」とか、いろいろあるわけです。そのときも話し合います。「食事ができなくなるのは皆さんから見たら異常な出来事かもしれない。だけど皆さんが今日ここへ相談に来たのは、患者さんが残念ながら病気を治すことができず、最期の時間を迎えるのだったら家にいたいということで来られたわけですよね」と。つまりそれは亡くなっていく経過で起こってくる出来事。食べられないというのは、例えば本人が食べたくて食べられないのはつらいですが、たいていは食べたくないのです。でも頑張って食べさせるわけです。闘う。なかなか食べられない。では栄養をつけるために点滴をみたいな話になってしまいます。そういうときにも、「それは異常な出来事が起こっているように見えても、病気が進行していく体にとってはそれ以上受け入れられないこともある。としたらそれは、異常なことが起こっているのではなくて、病気という異常な状態の中で起こってきた、自然な経過と考えられませんか」と言うと、そういう見方もできるのか、となります。

「ほかにはありますか」「急変したとき」、「急変とはどんなことを想定していますか」「亡くなりそうなとき」。そこでまた私は、「亡くなるということは急変ですか」と聞きます。その方たちは病気が改善しないし、家で最期を迎える、つまり家で亡くなることを何とか実現しようとして来ているわけですから、亡くなることは急変ではなく、それは起こるべきことが起こったということ。もちろん急な変化もあるので、その急な変化が起こることはお話ししています。その場合にも「救急車は絶対に呼ばないでください。私たちが必ず行きますから」という話をしています。

そんな積み重ねをしていくうちにだんだんと、最初不安でいっぱいだった方たちがこれなら見られそう、となってきて、最終的には「見られます」と言って看取るわけです。

そうすると、何とか本人の思いに応えられたというご家族は、一種の達成感を持たれることも多々あります。亡くなってしばらくして、ご家族の皆さんは挨拶に来られます。私たちの顔を見ると涙を流すのですが、それは何か懐かしい人に会った、とても大変な時期を一緒に過ごしたという思いの涙のようで、やり切れましたという思いの方が多いです。在宅が始まるときには本当におどおどしていた人たちが、終わったときには一回りも二回りも大きくなっているように見えるので、それはまさに患者さんがご家族に残したものなのです。

患者さんに「これから先どうしますか」と聞きます。そうすると、「いや、家族に迷惑をかけるから、やはり状態が悪くなったら入院しなければいけないと思っています」と言います。家族もその隣でうなずいたりするわけですが、そこで私がまた、「そういう状況になってしまうと、そんなに長い時間はないですよ」と言わせてもらいます。どきっとした顔をする人もいます。つまり、「残念ながらあなたのほうが先に亡くなる。あなたはみんなに迷惑をかけるとおっしゃるが、あなたが果たすべき役割みたいなものがあるのではないかと思います。それはご家族を後悔させないことではないですか」ということです。そうやって先が見えることと、それから患者さんには、「あなたはただ迷惑をかけている存在ではなく、果たすことのできる役割がありますよ」と伝えます。家族の人たちがあなたが亡くなったあとも胸を張って生きていけるように、あなたが家にいたいという思いに応えられるように家族にさせてあげることも大事なのではないか、という話をしたりします。こういう話は毎回するわけではなく、押しつけにならないように注意しています。

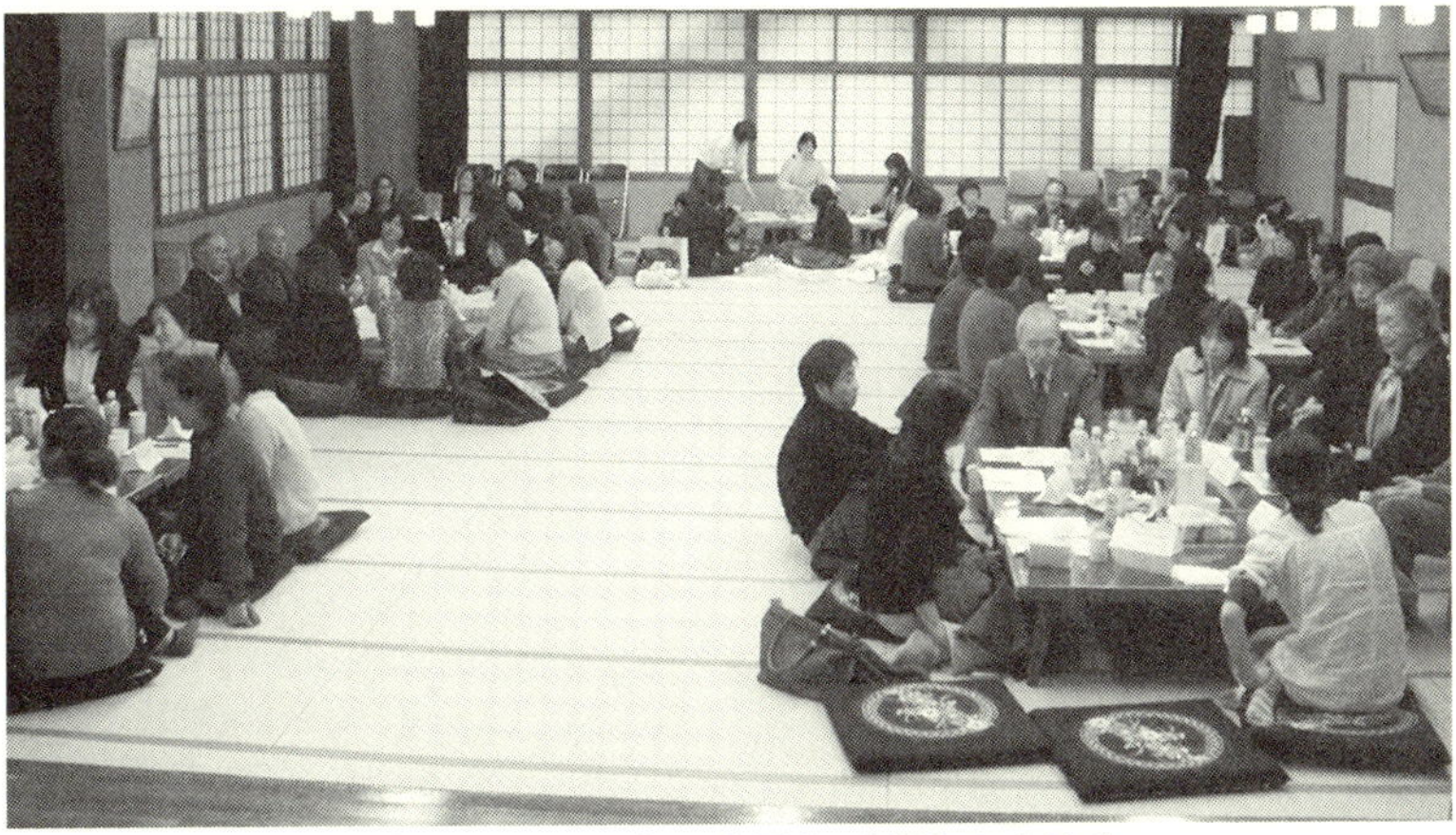

写真１　ケアタウン小平とご遺族の交流会

グリーフケア

ケアタウン小平ではホスピスの経験から、ご遺族の方たちは患者さんが亡くなったあとの悲しみにいることも知っておりましたので、グリーフケアを行っています。私たちのグリーフケアとしては、患者さんが亡くなったあと、大体四十九日のころに看護師さんが花を届けます。クリニックと連名です。それから年二回、ご遺族との茶話会を開きます。ご遺族の皆さんとスタッフとでいろいろな思い出話を話したりします。年一回、ケアタウン小平とご遺族の交流会も開きます。患者さんが亡くなってから一年以上経過したご遺族が集まります。

写真１はある年の十二月です。小平の公民館を借りてやっていますが、ここに集まっている人たちは在宅で患者さんを見ておられたご遺族です。この日、初めて会った人たちです。各テーブルにはスタッフがいて司会をしていきます。そしてそれぞれの人が自己紹介

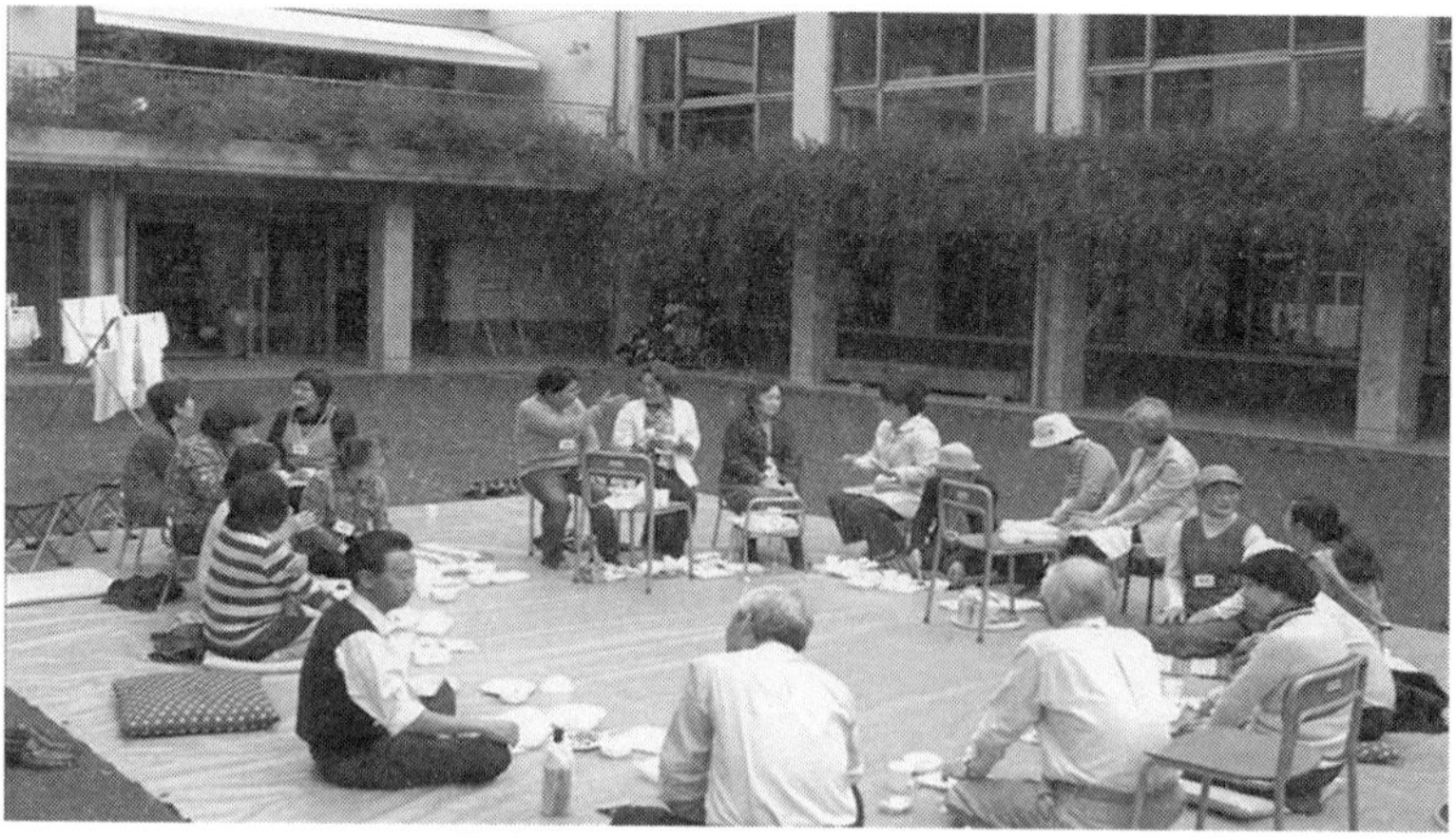

写真２　ケアの木かたろう会

をしています。自分の家族はどういう家族で、どんな病気でどんな療養をしたか、そして遺族として自分はどんな思いで過ごしているかをお互いに語り合う場です。

その後、ご遺族の皆さんに世話人になっていただいて、在宅遺族会「ケアの木」が誕生しました。これは遺族の方たちが中心になって動いています。私たちもお手伝いします。「遺族会総会」や、軽食をつくり会食しながら親睦を図る「かたろう会」があります。「ケアの木サロン」は毎月第三木曜日、午後二時から三時半、世話人の人たちがケアタウンの一角にいて、ご遺族の皆さんが来たときに一緒におしゃべりをしたりします。

遺族の方たちも新人遺族からベテラン遺族までいます。新人遺族の方は途方に暮れているわけですが、ベテラン遺族の方たちはそれを乗り越えてきた人です。ですから新人がどうしようかと思っていることを、先輩は私はこうしたのよとか、体験者として伝えられるわけです。写真2は「ケアの木かたろう会」。中庭を使ってこのようにやっています。

ところで、ケアタウン小平ではデイサービスをやったり、アパートの人たちの食事サービスをやったりもしていて、いろいろなボランティアさんたちに参加してもらっています。今、私どものボランティアさんは大体八〇名ぐらい登録されていますが、そのうち二割はご遺族の方です。在宅ホスピスケアは在宅だけで完結してしまうのですが、私どもがボランティアさんを募集すると、その人たちが今度は私たちがお手伝いしますというかたちで来てくれています。そうやって自分たちの受けたケアに対して良かったという思いがあると、今度はそれをお返ししようという気持ちになってくださるのでしょう。ケアがケアを生み出すということが起こっています。

また、毎週水曜日の午前中、ご遺族で英語の先生の方が、近所の子どもたちに対してデイサービスの場所を使って幼児英会話教室を開いています。デイサービスのお年寄りの人たちも一緒ですが、老若男女がここで交流しているわけです。

その他の事業

以上が基本的なことですが、私たちはそのほかにもいろいろやっています。「子育て及び子供の教育に関する相談支援事業」に力を入れています。ＮＰＯ法人の定款にあるとおりに言うとちょっと堅苦しいですが。毎月日曜日一回ですが、「あつまれ子供広場の日」というのを設けています。近所の

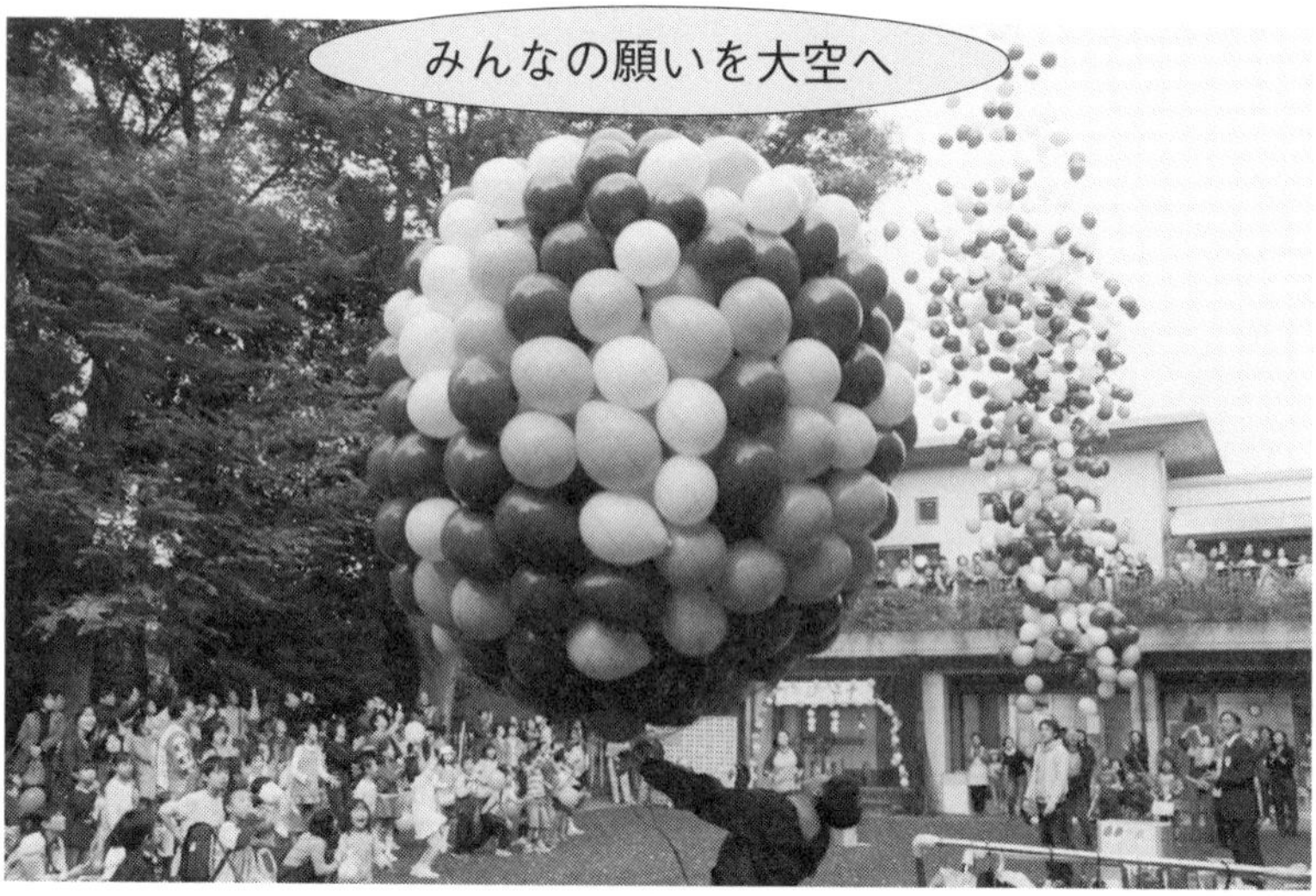

写真３

子どもやお母さん、お父さんたちに遊びの場を提供しています。ただ空間の提供ではなく、遊びを専門にしているＮＰＯがあって、そこと共同事業で行っています。集まってきた子どもたちが自分たちで遊びをつくり出すのです。その子どもたちは何年もやってきていますので、だんだん成長してきています。よく遊びに来ています。

開設して二年目の二〇〇七年、何とかこの地で私たちの目的が展開できそうになって、事業もだんだん軌道に乗ってきましたので、「ケアタウン小平応援フェスタ」というのを開きました。私たちを応援してください、私たちも応援します。相互方向の応援です。中庭を使って屋台が出たり、子どもたちの遊びをいっぱい用意して、本当に何百人もの人が来られ、その人たちと楽しい時間を過ごします。

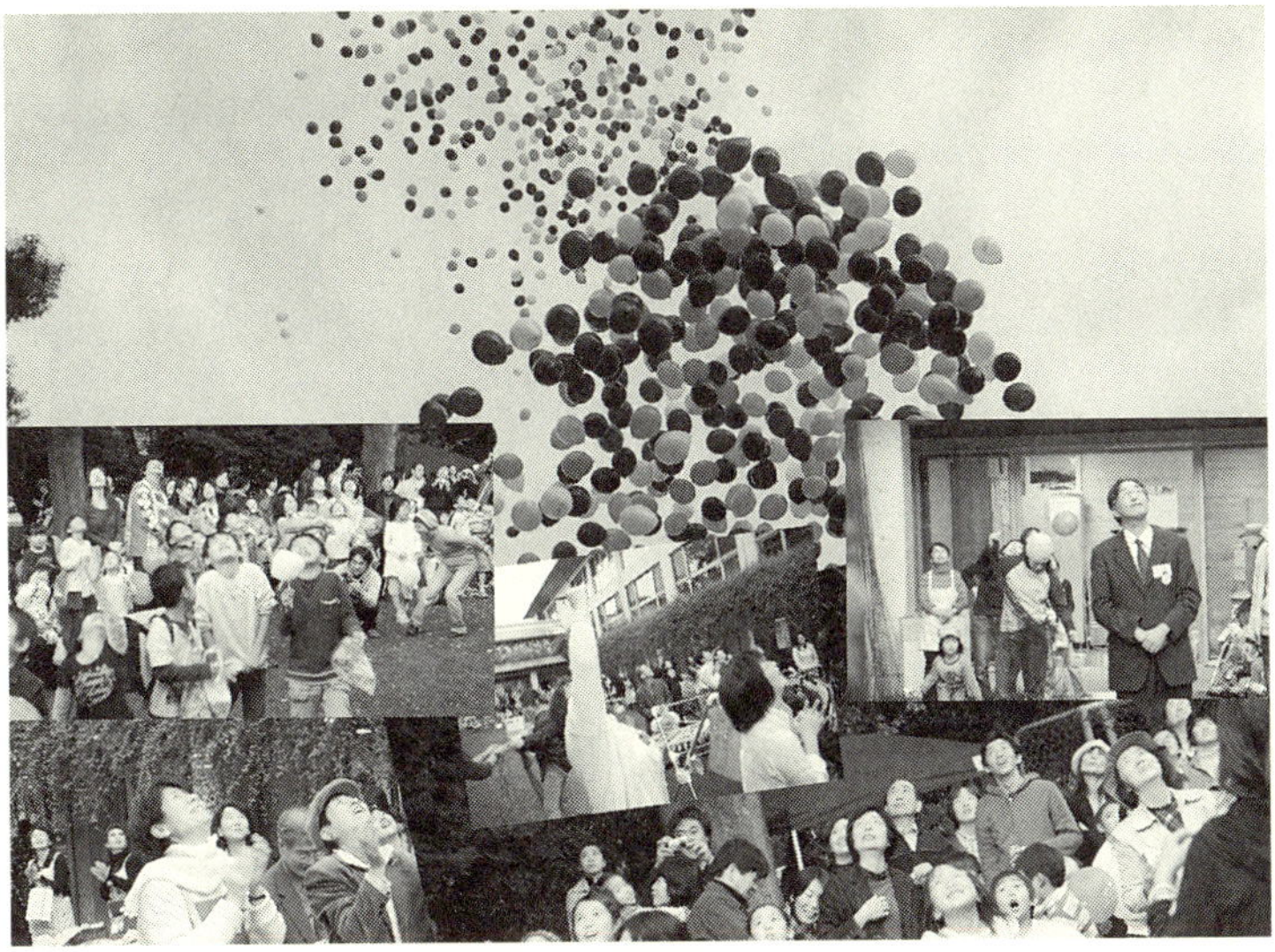

写真4

毎年行っていますが、最後のメーンイベントは風船です（写真3）。全部で千個の風船を用意します。一つひとつの風船には参加した人一人ひとりの願い事を入れます。二〇一二年の十一月は五〇〇人を超える人が集まりました。来られない人もいますので、そういう人たちの願い事を預かってきています。ですからここには千の願いがあります。それを大空に飛ばす。これがいつものメーンイベントです。

写真4のように、皆さん見ています。こうやって風船が上がります。この風船一つひとつに願い事が入っていますので、みんながこうやってまさに見上げて祈っているわけです。願い事がかないますようにと。

この日は風がなかったので、皆で消えるまで見上げていました。

私たちが目指しているのは、安心して暮らせる地域社会（コミュニティ）をつくることです。そこは最期まで住みたい地域社会。例えばがんの末期であったとしても、認知症であったとしても、最期まで、人権を守られ、尊厳と自立（自律）を持って暮らせることを保証する地域社会です。そしてその地域社会をつくり上げていくための基本概念が、ホスピスケアだと思っています。

（二〇一三年一月二十四日、聖学院大学ヴェリタス教授会室）

注

（1）E・キューブラー・ロス『死ぬ瞬間――死にゆく人々との対話』川口正吉訳、読売新聞社、一九七一年。
（2）同上書、一七―一八頁。
（3）柏木哲夫『死にゆく患者と家族への援助――ホスピスケアの実際』医学書院、一九八六年。
（4）山崎章郎『病院で死ぬということ』主婦の友社、一九九〇年。
（5）原文は、以下のとおり。Palliative care is an approach which improves the quality of life of patients and their families facing the problems associated with life-threatening illness, through the prevention and relief of suffering by means of early identification and impeccable assessment and

treatment of pain and other problems, physical, psychosocial and spiritual. (WHO, 2002)

(6) 村田久行「臨床に活かすスピリチュアルケアの実際2」『ターミナルケア』13、二〇〇三年、四二一頁。

(7) 窪寺俊之『スピリチュアルケア入門』三輪書店、二〇〇〇年、一三頁。

(8) ハンス・ヨーナス『アウシュヴィッツ以後の神』品川哲彦訳、法政大学出版局、二〇〇九年。

(9) 詳しくは、日本死の臨床研究会・教育研修委員会編『死の臨床とコミュニケーション』人間と歴史社、二〇〇七年。

(10) 山崎章郎、二ノ坂保喜『病院で死ぬのはもったいない――〈いのち〉を受けとめる新しい町へ』米沢慧編、春秋社、二〇一二年。

在宅ホスピスケアと医の原点

川越　厚

はじめに

私はもともと産婦人科の医者です。実は三九歳のときに大腸がんを患い、そこで自分の大きな人生の転換がありました。それまでの婦人科のがんの治療においては、がんで人が死ぬということは近代医療にとっては負けということでした。普通は助からない方をどうやって助けるかということに腐心して、今思うとひどいことをやっていたと気づきました。自分ががんという病気になって初めて、大学にいられなくなる、そういう競争社会に身を置けなくなるということに直面しました。

そのときは東大の講師でしたが、その後、四一歳のときに診療所の世界に入りました。二〇一三年で六五歳ですから二十四年前です。そしてしだいに自分は在宅ホスピスケア（Hospice Care）に入り込んだ、のめり込んだと言えると思います。

今でもそうですけれども、当時は、がんの患者さんが本当に最期まで家で過ごせるのかという疑問が一般には非常に強くありました。私自身も、どちらかというと、病院の最先端医療を家でどうやるかということばかり考えてやっていたのですが、在宅医療はそういうことではないとわかり、大変ショックでした。

一九九〇年、大学をやめるときに『婦人科腫瘍学』という本を書きました。それから、『家で死にたい――家族と看とったガン患者の記録』[1]という本を書きました。これは、一九九二年に書いた、まさにざんげの本です。今まで自分は大学病院をはじめ、いろいろながん治療病院でひどいことをやっていたという反省の意味も込めて書かせていただいたものです。

その後、診療所の医者の一人としてやっておりました。またいろいろ事情がありまして、賛育会病院（当時三〇〇床、墨田区）の病院長をという話をいただき、引き受けました。そのときに緩和ケア病棟をつくったのです。これは東京二十三区では二番目です。一番が荻窪のアドベンチスト会東京衛生病院です。多摩には救世軍清瀬病院や、有名な山崎章郎《ふみお》さんの聖ヨハネ会桜町病院というホスピスがありますが、二十三区にはほとんどありませんでした。そして二〇〇〇年七月にクリニック川越を開き、在宅ケア支援グループ「パリアン」を設立しました。

在宅での看取り

皆さんは、がんの患者さんが本当に家で最期まで過ごせるのかと疑問に思われると思います。実は過ごせるのです。私がなぜ二十何年間も在宅ホスピスケアという医療にはまり込んだかと言いますと、これは非常に大事なものを含んでいるということを本当に早い時期に気づいたからです。

先ほど『家で死にたい』はざんげの本だと言いました。この本の中に乳がんで亡くなった若い女性のことを書いています。その看取り、息を引き取られるときのことを紹介しています。夫が自宅で看取った妻の死です。

翌日から口が殆どきけなくなりました。

「カレンダーを持って来て」といい、じっと眺めていましたが、二十五日を指で差して、「これから、さきは、わたしは、いない、からね」と絞り出すように、言いました。

二十四日まではまだ目をあけ、何事か語りかけるとうなずいたり、首を振ったりしました。深夜、息のつき方が明らかに変わりました。そして二十五日は一日中、目を開きませんでした。この日、終業式から帰ってきた娘の「ただいま」が、聞こえたのかどうか。「おい、そろそろか」と言ったとき、かすかにうなずいたように見えたのは、気のせいだったかもしれません。

時計の針が零時を回り、二十六日になりました。

夜を徹するつもりで、ベッドのそばで息子とお酒を呑み始めました。ふいに、かき消すように、息をひきとりました。二時十五分でした。おだやかな顔で、すこし微笑んでいるように見えました。(2)

夫が息子と一緒に酒を酌み交わしながら、妻の最期を看取ったという臨終の場面です。

今から二十年以上前の話で、これは本当にショックでした。二十年前の病院での臨終では、家族の人はまず外に出されて、心臓が止まったら心臓マッサージなどをやるという状況でした。ちょうどこの本を出したときに、『病院で死ぬということ』を山崎章郎先生が書かれました。私は、では病院で死ねないのだったらどうするのかということで、在宅での取り組みをさせていただいたわけです。今までやった医療が間違っているとは決して思いませんでしたけれども、それだけではないということを本当に考えさせられるきっかけとなった看取りです。

在宅での看取りは大変は大変です。二年前、二〇一一年にテレビの「あさイチ」（ＮＨＫ）という番組で「家で看取るということ」が取り上げられていました。

番組では、家で看取りを決断したＭさん家族を取材して、その様子が紹介されていました。

八一歳のＡさんはがんを患い入院していましたが、最期は、住み慣れたわが家で家族と過ごしたいと考え、自宅に帰ってきたのです。十六年前に、末期がんの母を、父のAさんが自宅で看取った体験があったことから、同居している二人の娘さんが家での看取りを決意したのです。母が亡くなるまでの二週間、大切な一時を過ごせた二人は、今度は、父の願いをかなえたいと考えたのです。

Aさんはラジオを聞きながらお風呂に入るのが楽しみでした。Aさんが、お風呂から立ち上がれなくなりました。風呂から出るのも一苦労です。やっと風呂から上がったAさんに、ここからは抱えていくと看護師さんが言いますが、Aさんは、自分で杖をついて歩いてベッドまで行くと言います。その意思を尊重して、看護師の支えもありながら、四〇分かけてベッドまでたどり着きました。本人がしたいこと、したくないこと、その意思を最優先しているのです。

体が自分の思うように動かない苛立ちなどから、Aさんは、次女につらくあたることも増えていったようです。ちょっとしたことから、二人はけんかになってしまいました。家での看取りでは、このような親子の衝突はよくあり、看護師が間に入ってとりなすことになります。その時は、Aさんがふと漏らすように言った感謝の言葉で、次女の心は晴れて、おさまったようでした。

よくご飯を食べて寝たAさんは、翌日、ずっといびきをかいて寝ていて起きません。死が直前に迫っているのでした。その晩、三人の子どもとお孫さんに看取られ、亡くなりました。(3)

在宅の場合、ほとんどこういうかたちで最期を迎えられます。今まで約二千人のがんの患者さんを家で最期まで診ましたが、苦しまれて亡くなったということは本当にありません。ただし、痛みは十分取ってからの話です。それをやらないとがんは本当に苦しまれます。どうしても医療者の支援がないと、こういう人生の幕引きというのはできないのです。これは確かなことだろうと思います。

ホスピスケアと緩和ケアの違い

最近は、ホスピスケアということが本当に問い直されています。今、ホスピスケアという言葉は日本の中ではあまり中心的な言葉ではなく、緩和ケア（Palliative Care）という言葉が中心になりました。しかし、ホスピスケアと緩和ケアはどう違うかということが理解できないままに議論されているところがあります。そのあたりのところを今日は話したいと思います。

この問題に入っていこうとすると、「そもそも医療とは何ぞや」ということを問わざるをえません。東京工業大学の文化人類学者の上田紀行教授が、スリランカに悪魔祓いがあるということで現地に入って、何年か取材・研究をされました。それが、『スリランカの悪魔祓い』（徳間書店、一九九〇年）という本になっています。読まれた方もいるかもしれません。

これがまさに医療とは何ぞやということをあらわしています。障《さわ》りといいますか、たたりといいますか、病気になるというのは、マハソーナ（墓場悪魔）が来ていたずらしていると考えられているのです。病気というのは、そもそも悪霊みたいなものが取りついていろいろな悪さをするのだと。村の衆が集まっているところに悪魔祓いがやって来て、それを取り払うわけです。今考えたら、こんなの迷信だよという話で片づけてしまいますが、実はそういう中に医療とは何ぞやという要点が含まれています。

その一つは、村人が全員集まってくるということ、これがおもしろいところです。命は決して自分だけのものではない。人が病気になること、あるいは死を迎えるということは体だけで考えることではない、周りがたくさんいる社会の中で考えていかなければいけない、ということを訴えています。死は一人だけの問題ではないということ、そもそも全人的、肉体的な消滅だけではなくて、社会的な存在としての人間が終わるということです。そういう共同体の他者とのかかわりが非常に大事だということを示しています。

もう一つは、当時やれることというのは、体をさするとか体を冷やしてあげるとかいうことしかなかった。つまり緩和医療、症状を緩和する、苦しみを取るということしかなかった。つまり緩和するということと、全人的な人間として病、死を見ていくということが、本来人類の歴史の中にあった医療だということです。

今のことと関連して、二〇〇二年にWHOが緩和ケアの定義をしています[4]（図1）。緩和ケアとは何ぞやという要点をまとめてみました。四つのポイントがあります。

一つ目は人の命が危機に瀕する病気に関するということです。二つ目の大事なポイントは患者と家

Palliative care is an approach that improves the quality of life of patients and their families facing the problem associated with life-threatening illness, through the prevention and relief of suffering by means of early identification and impeccable assessment and treatment of pain and other problems, physical, psychosocial and spiritual.（WHO, 2002）

緩和ケアとは、①生命を脅かす疾患に関連した問題に直面している②患者とその家族に対し、③全人的なアプローチを用いて、両者の④ QOL（生活の質）を改善する取り組みである。

図１　緩和ケアの定義（WHO）

族を対象にする。三つ目が全人的なアプローチ、つまり体だけを診るのではなくて社会的なこと、心理的なこと、スピリチュアルなことすべて含めて診る。四つ目がその人のＱＯＬ（Quality of Life）を改善する取り組みだということです。ＱＯＬは「生活の質」と訳されていますが、ライフ（life）というのは非常に深い意味があると思います。〈いのち〉と言うほうが私はいいのではないかと考えていますが、普通は生活の質ということです。全人的な取り組みをして生活の質を上げていく。命が危機に瀕するとき、患者と家族に対しトータルケアをする、そしてＱＯＬを改善するということが書いてあります。

このＷＨＯの定義に関して、次の話を頭に入れておいてください。

先ほど、ホスピスケアの話をしました。ホスピスというのはホスピティウム（hospitium）という古いラテン語から来ています。歴史的に見ると徹底して死を迎える場所だったのです。

キリスト教の十字架がありますね。あれはアクセサリーにもなっていますが、十字架というのは実は人類が考えた中で最大の残酷な死刑方法だと言われています。そこにイエスと呼ばれた一人の歴史上の人物がかけられて殺される（刑死する）。一番残酷な方法で殺された人がキリスト、人類の救い主になる。死んで果てる、原罪の結果として死を迎えるしかなかった人間が、死に打ち勝つことになったという象徴として十字架があるわけです。しかし、そういうことを知らないと、単にデザインとしてすごくいいなと思うだけになってしまいます。

ホスピスも一時ブームになったときは、いろいろな場面でホスピス、ホスピスと言われていました。実はホスピスというのは、歴史的には今までずっと徹底して「死を迎える場所」なのです。多くの人が嫌っている言葉です。それをよく理解しておいてください。

ところが、人が嫌っている、死ぬ場所としてのホスピスという言葉をあえて使って、一九六七年に〈ホスピスケア〉という言葉をつくった人がいます。それが女医のシシリー・ソンダース（**Cicely Saunders, 1918–2005**）です。この方に私も二回お会いしていますが、あえて嫌われている死を迎える場所ということを意識してホスピスケアという言葉をつくったのではないかと、今は本当にそう思います。

いずれにしろ、ホスピスケアという新しい考えをつくり、その施設をつくりました。それがセント・クリストファー・ホスピス（**St. Christopher's Hospice**）です。一般病棟の中にホスピスがあるのではなくて、五〇床のベッドを持った単独型のホスピスです。それをロンドン郊外につくりました。

七年後の一九七四年、カナダのモントリオールにあるロイヤルビクトリア病院（Royal Victoria Hosiptal）という立派な総合病院にホスピス病棟がつくられましたが、現地の人たち、病院関係者も皆さん怒ったわけです。本来は人を助けて社会に復帰させる目的を持った病院に、人が死ぬ場所をつくるとは何事だと大反対がありました。困った、どうするかということで、いい言葉がある、〈緩和ケア〉という言葉を使おうじゃないかと。そして、ホスピスケア病棟のかわりに緩和ケア病棟という言葉を用いたのです。これが非常に大事なポイントです。

今のことを整理します。ホスピスというのはもともと死を看取る場所です。それが今は、死の看取りの哲学、人が死ぬときにどういうケアをしたらいいかという考え方をあらわす言葉になりました。医の根源として歴史的に一貫した哲学であり実践である緩和ケア、全人的ケアをシシリー・ソンダースが行ったわけです。

皆さんはまだぴんとこないと思いますので、このあと、ホスピスの具体的な例を話しますが、ホスピスという言葉はもともとは非常にネガティブな意味が強いということをぜひ覚えておいてください。私も病院長をやっているときに二二床のホスピスをつくりました。私はホスピス病棟とつけたかったのですが、ある看護師が来て、「先生、やっぱりまずいと思う」と言いました。それはなぜかというと、「ホスピスという言葉でつまずく人がいる。それは本来の意味や目的からするとおかしいのではないかと思う。だから先生、みんなが使っているように緩和ケア病棟という言葉があるわけだからそれを使いましょう」と。それで緩和ケア病棟となりました。

私はもちろん病院長としてオーケーを出しました。いずれにしろ、緩和ケアという言葉は古くからある言葉です。これができた一九七五年には〈ホスピスケア〉イコール〈緩和ケア〉だった。それをよく理解しておいてください。

ホスピスケアとは何か

ホスピスケアとは何かということをもうちょっとお話しします。これはシシリー・ソンダースが直接言ったのではないのですが、彼女がいろいろ言ってきたことを私なりに整理したものです。教科書的にいうと、ホスピスは死ぬ場所だったのですが、彼女は死の看取りの哲学（フィロソフィー）、あるいは考え方、概念として提唱しました。聖路加国際病院やホスピスを運営する財団の理事長である日野原重明先生は'Concept of Care'という言葉をよく使われますが、ケアの概念ということです。つまり考え方を言うのだと。その考え方（哲学）にのっとった一定のやり方があるというのです。それが〈ホスピスプログラム〉と言われているものです。ですから思いつきでやるケアではないのです。一定のやり方があります。

ただし、具体的に○○ホスピスでやる、○○緩和ケア病棟でやる、あるいはクリニック川越でやる、パリアンでやる、ホスピスケアというのはそれぞれ違うわけです。その例として、遺族ケアについてお話ししたいと思います。

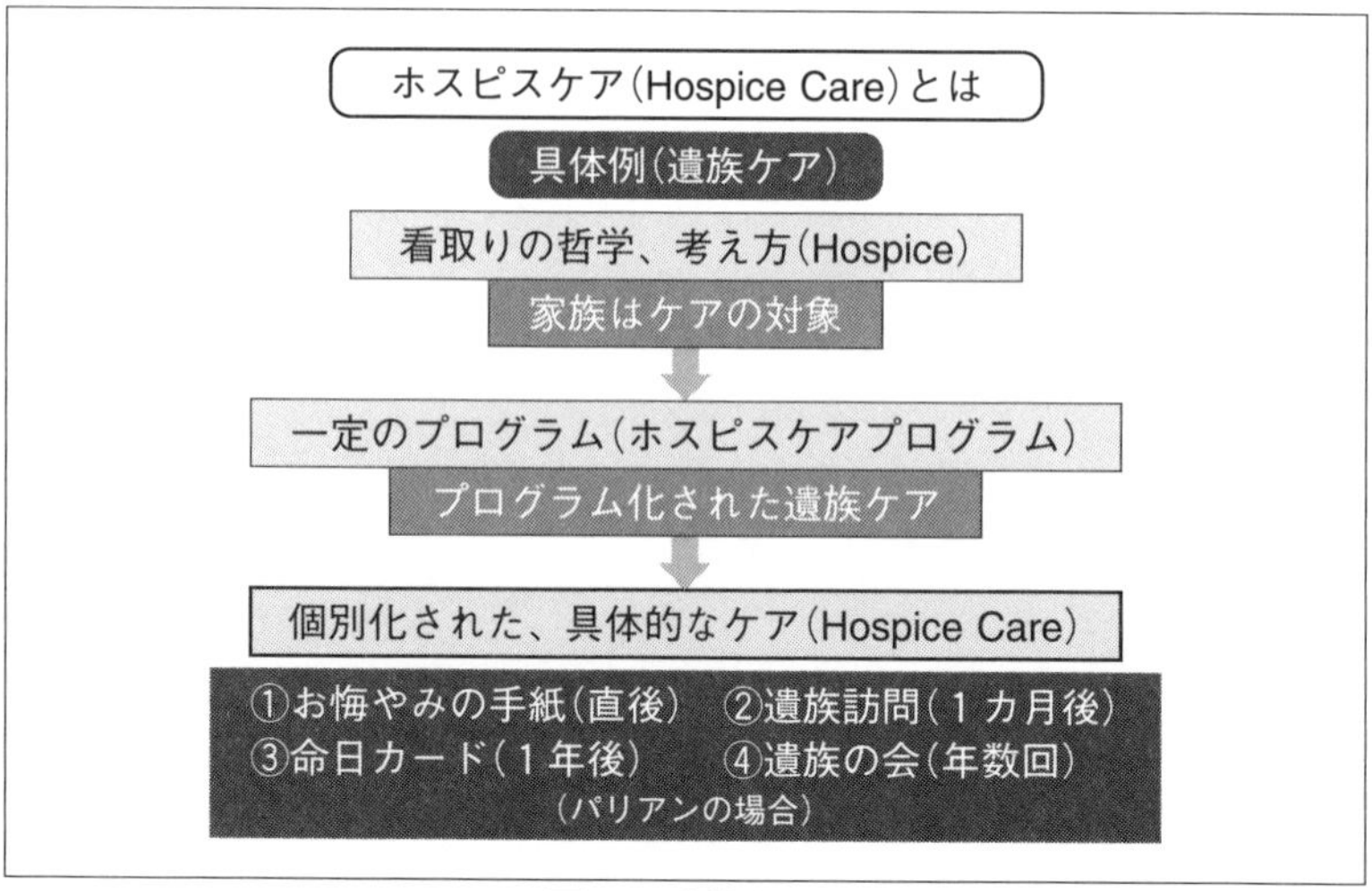
ホスピスケア(Hospice Care)とは
具体例(遺族ケア)
看取りの哲学、考え方(Hospice)
家族はケアの対象
一定のプログラム(ホスピスケアプログラム)
プログラム化された遺族ケア
個別化された、具体的なケア(Hospice Care)
①お悔やみの手紙(直後)　②遺族訪問(1カ月後)
③命日カード(1年後)　④遺族の会(年数回)
(パリアンの場合)

図2　遺族ケア

遺族ケアというのはホスピスケアでは非常に大事にするケアです。病院では通常しません。患者さんが亡くなったら「さよなら」で終わりです。しかし患者さんが亡くなってもケアが続くのです。

ホスピスケアという哲学にのっとると、患者と家族で一人の病人だということになります。つまり家族にもケアをしなければいけませんよと、これが哲学です。この哲学にのっとると、患者さんが亡くなったからといってそこでホスピスケアが終わるというのはおかしな話です。家族は遺族というかたちで、しかも愛する人の死という最もつらい経験をして、その思いを抱きながら、それからの人生を生きていかなければいけない。ですから、それに対しては遺族へのケアを行わなければいけない。それも思いつきでやるのではなくて、一定のやり方をしっかり準備してそれにのっとってやりなさいと、そこまで言っているわけです。

ただ、具体的にどうやるかというのは個々の緩和ケア病棟やホスピスで違います。

パリアンでの例を挙げます（図2）。亡くなった直後にいわゆるお悔やみの手紙を書きます。これは私、医師と、担当した看護師が書きます。それから一カ月たったときに遺族訪問をします。そして一年たったときボランティアの方が命日カードを手書きで書いてくれます。そこに私のサインを添えて出すわけです。そして年に数回、遺族の会として、同じような経験をされた方に集まっていただいてそこで故人をしのぶ会をやっています。これが標準的に行われている、パリアンでのいわゆる〈プログラム化された遺族ケア〉ということになるわけです。おわかりいただけましたでしょうか。

緩和ケアの変遷

先ほど、ホスピスケアと緩和ケアというのは実は同じだという話をしました。では緩和ケアとは何かという話です。WHOの二〇〇二年の定義には四つのポイントがあるということを先ほどお話ししました。一九六七年に最初にホスピスケアという言葉ができました。そして一九七五年に緩和ケアという言葉ができました。

歴史的にいうと、緩和ケアという言葉の前に、緩和医療（Palliative Medicine）という言葉があるわけです。Palliative Care の palliative という言葉は、ラテン語の pallium（パリウム）に由来しており、緩和ケア病棟（Palliative Care Unit）などのかたちで使用されます。pallium の本来の意味は、「雨や風に打たれて寒く震えている旅人を温かく包みこむ、コートやマント」です。医療の場で緩和ケアという言葉が使われるようになったのは一九七五年です。このときは〈ホスピスケア〉イコール〈緩和ケア〉です。先ほどお話したロイヤルビクトリア病院の病棟にホスピスケア病棟という名称を使えなかったから、かわりに緩和ケア病棟という言葉を使った。つまり内容は同じだったのです。これは四十年近く前の話です。

しかし、その後、大きく変わっていきます。このホスピスケア自体は死を前にした人に行うケアということでぶれない、変わらないのですが、緩和ケアの意味が広がってきたのです。つまり〈ホスピスケア〉イコール〈緩和ケア〉でなくなったのです（図3）。

では、どうしてそういうことが起きたか。たくさん理由はあると思いますが、ケアに医師が入るようになりました。このホスピスケアというのは本来いわゆるナーシングインターベンション(nursing intervention 看護介入）であると、モア（Vincent Mor）が一九八七年にホスピスケアの教科書に書いています。[5] まさに看護が本当に前面に出なければいけない分野の医療なのです。

ところがそこへ医師がどんどん関心を持って入るようになって、看護師が押しのけられました。そういう先生には緩和ケアやホスピスケアのことを勉強してほしいなと思うことがありますが、いずれにしろ変質してきたのです。

それから医療技術が進歩したということは当然あります。医療用麻薬がものすごく進歩しましたし、例えばステントという技術も進歩してきました。それから、昔からがんが骨に転移して痛いというと

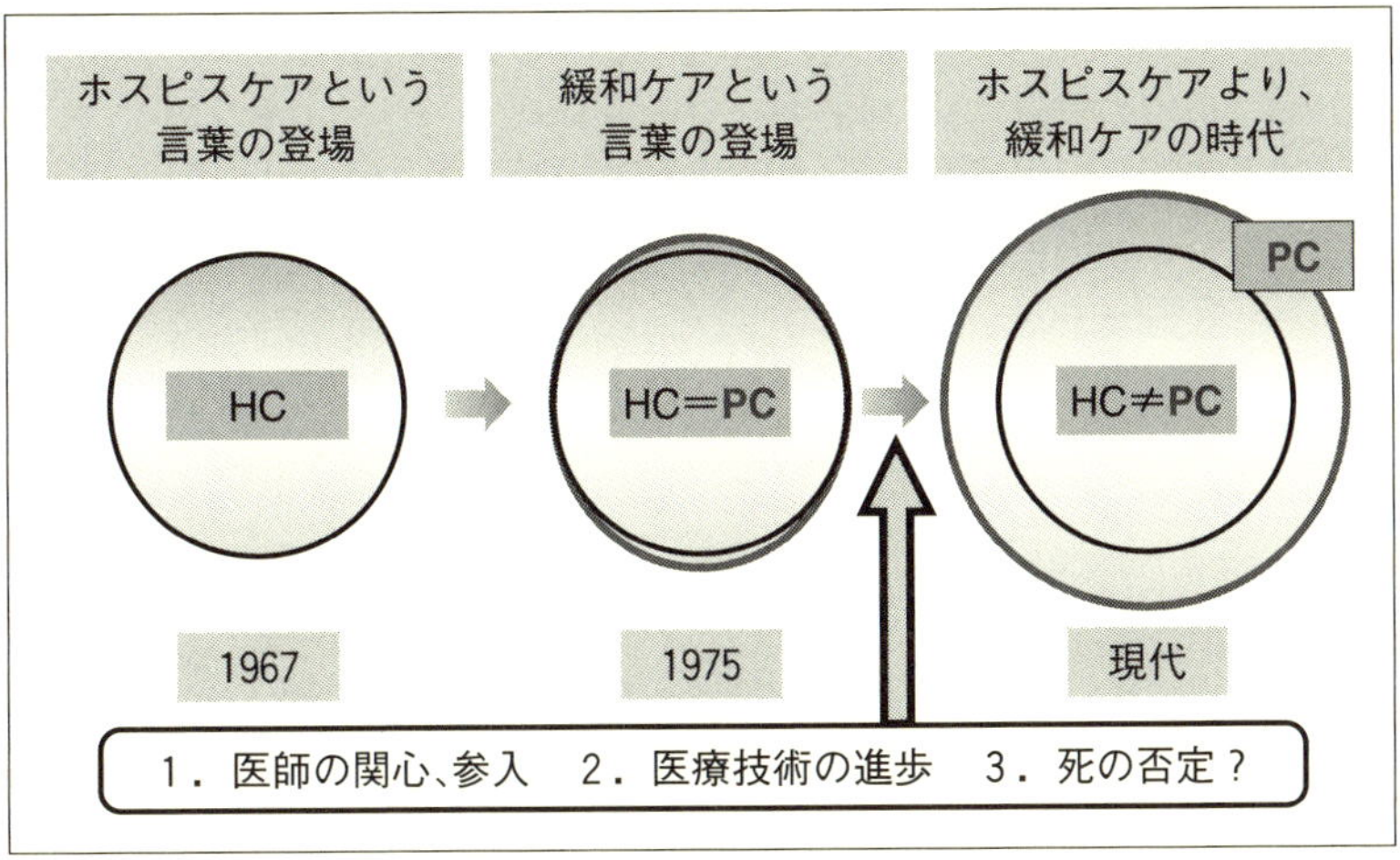

図3　ホスピスケア（HC）・緩和ケア（PC）概念の歴史的変遷

きには放射線をかけていましたが、緩和的な放射線照射治療が進歩したということがあります。

そして最近、がん治療が特に進歩して、死を否定するという時代に戻ってきたなということを盛んに感じます。例えば大腸がんについては明らかに延命効果が期待できる分子標的治療という治療法が出てきました。本当は死を先送りにしただけですが、皆さんが死を考えなくなった。分子標的治療をやったら助かると思う方は少なくありません。

そういうことで、こういう問題が非常に難しくなってきたということがあるわけです。しかし人間というのはみな平等に死にます。そのことを忘れる、否定するという時代に戻ってきたのではないかということを、私自身は非常に危惧しています。いずれにしろこういうかたちで、〈ホスピスケア〉と〈緩和ケア〉はイコールではなくなったのです。

ケアの対象

1　命が脅かされている状態

先ほど、緩和ケアの定義の話で四つのポイントがあると言いました。一つは命を脅かされる状態であること。命を脅かされるというと、例えば戦争に行ったら命を脅かされます。しかし、それはこの緩和ケアの対象にはならないのです。病気のために命を脅かされるということ。実はこれも非常に大事な言葉です。

私は主にがんの方を対象にした在宅ケアをやっていますが、命を脅かす病気というのは何もがんだけではありません。がん以外の病気も、命を脅かすような状況になりえます。そういう病は緩和ケアの対象になるということです。あまりよくわかっていない方が、がん治療の初めから最後まで緩和医療があるんだよという言い方をします。先ほどの意味からいうと、この緩和医療というのはすべての病に対して平等に行われるべきケアです（図４）。

私は一昨年（二〇一一年）十一月に骨折しました。骨折というのは普通は死を考える状態ではありません。しかし高齢者が例えば大腿骨骨折したら、ほっておくとあっという間に亡くなります。実は死を脅かされる状態なわけです。では、病の中で何が命を脅かして何が脅かさないか。水虫で死を考える方はあまりいません。ただ、心筋症ということになると命を脅かす立派な病気です。いずれにしろ、どの病気でもやはり緩和ケアの対象だと。病気の最初からだんだん増えていくというものではな

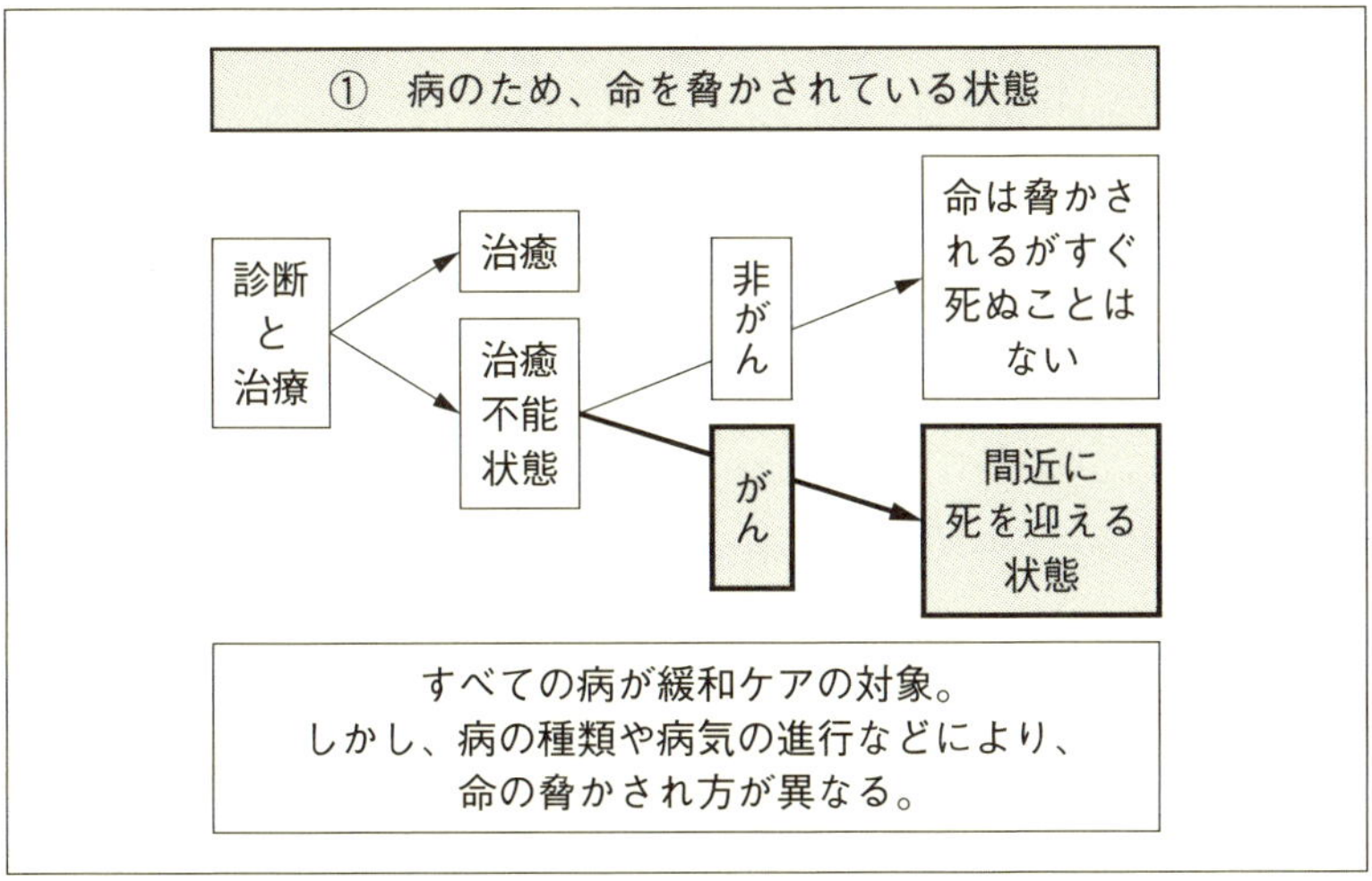
① 病のため、命を脅かされている状態
診断と治療
治癒
治癒不能状態
非がん
がん
命は脅かされるがすぐ死ぬことはない
間近に死を迎える状態
すべての病が緩和ケアの対象。
しかし、病の種類や病気の進行などにより、
命の脅かされ方が異なる。

図4　緩和ケアのポイント①

いのです。そのことが私は大事だと思います。ここは皆さん、世界的に間違えていると思います。非常に安っぽい理解をされていると思います。

例えば高血圧症と診断されたが、これは治ったと。高血圧はなかなか治りにくいですがコントロールできますね。あるいは骨折だったら一応治ります。ところが、治らない状態というのがあるわけです。治らない状態も、実はがんと非がんとは違います。

高血圧というのは基本的には治りませんが、降圧剤を飲んでいる限り、血圧自体は正常の値に持ってくることができます。糖尿病も同じです。非がんの場合は命を脅かされるかもしれないけれども、すぐ死ぬことはない。ところが、がんの場合は、治らないという状態になったらこれはすぐ死を迎えるということです。

つまりここで大事なところは、命を脅かされて、そのためにすぐ死ぬという状態かどうかです。例えばがん治療を受けたとき、最初にがんが発見されて治るときと、もう手を尽くして、やることはやって助からないときとは全然質が違います。何が違うかというと、治らない状態になったら、患者と家族に対するケアをしっかりしなさい、全人的なアプローチをしなさい、そしてＱＯＬを上げなさいと、ホスピスケアではその重みが全然違うのです。

２　患者と家族

二つ目のポイントは、患者と家族を対象にしなさいということです。図５ａ・ｂの猫は、ひとり暮らしで家で亡くなった胃がんの女性にとっては大事な家族です。ですから家族を対象にしてケアしなければいけない。彼か彼女かよくわかりませんけれど、いつも棚に座って私を待っていてくれる。だからまずこの家族ケアということで猫をなでてやるわけです。人間とちょっと違ってすぐ逃げていくので困りますが。（笑）

ただ、なめてはいけない。実は亡くなる直前に先ほどの猫がいつもの定位置にいないで、よく見ると患者さんのおなかの上に乗っているのです。もう一匹は足のほうでじっとしている。実は三匹いまして一匹は姿が見えない。ちょうどこのころになると彼らとかなりコミュニケーションをとることができるようになっていました。これは皆さん、習われたと思いますが、コミュニケーションを極めると猫と会話できるようになります。それで彼に聞いたわけです。まず一つ聞いたのは何か。この猫はすごく大きいのです。「おなかに乗ったら、あなたの主人は重いだろう」と私が文句を言いましたら、

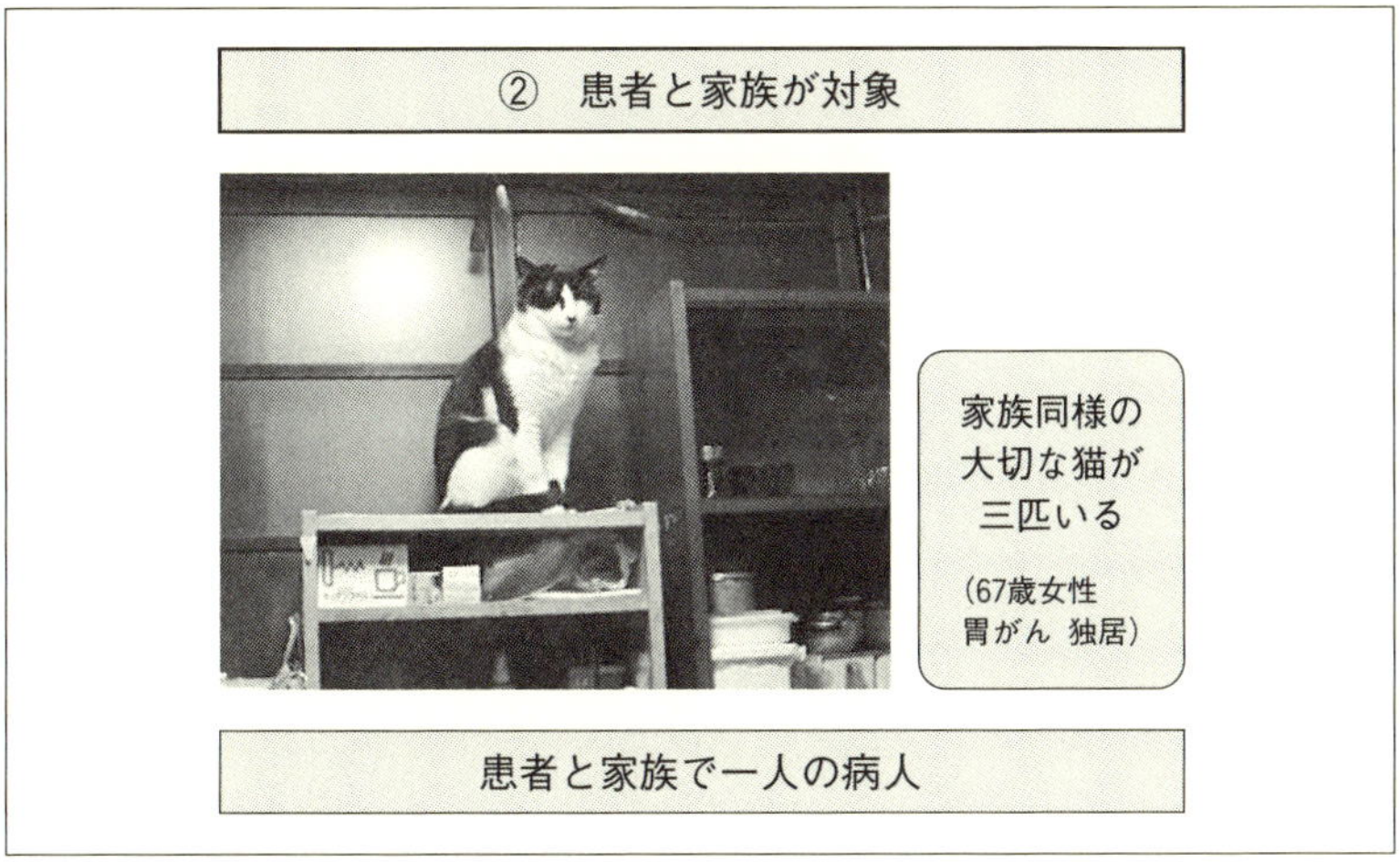
② 患者と家族が対象
家族同様の
大切な猫が
三匹いる
(67歳女性
胃がん 独居)
患者と家族で一人の病人

図５ａ　緩和ケアのポイント②

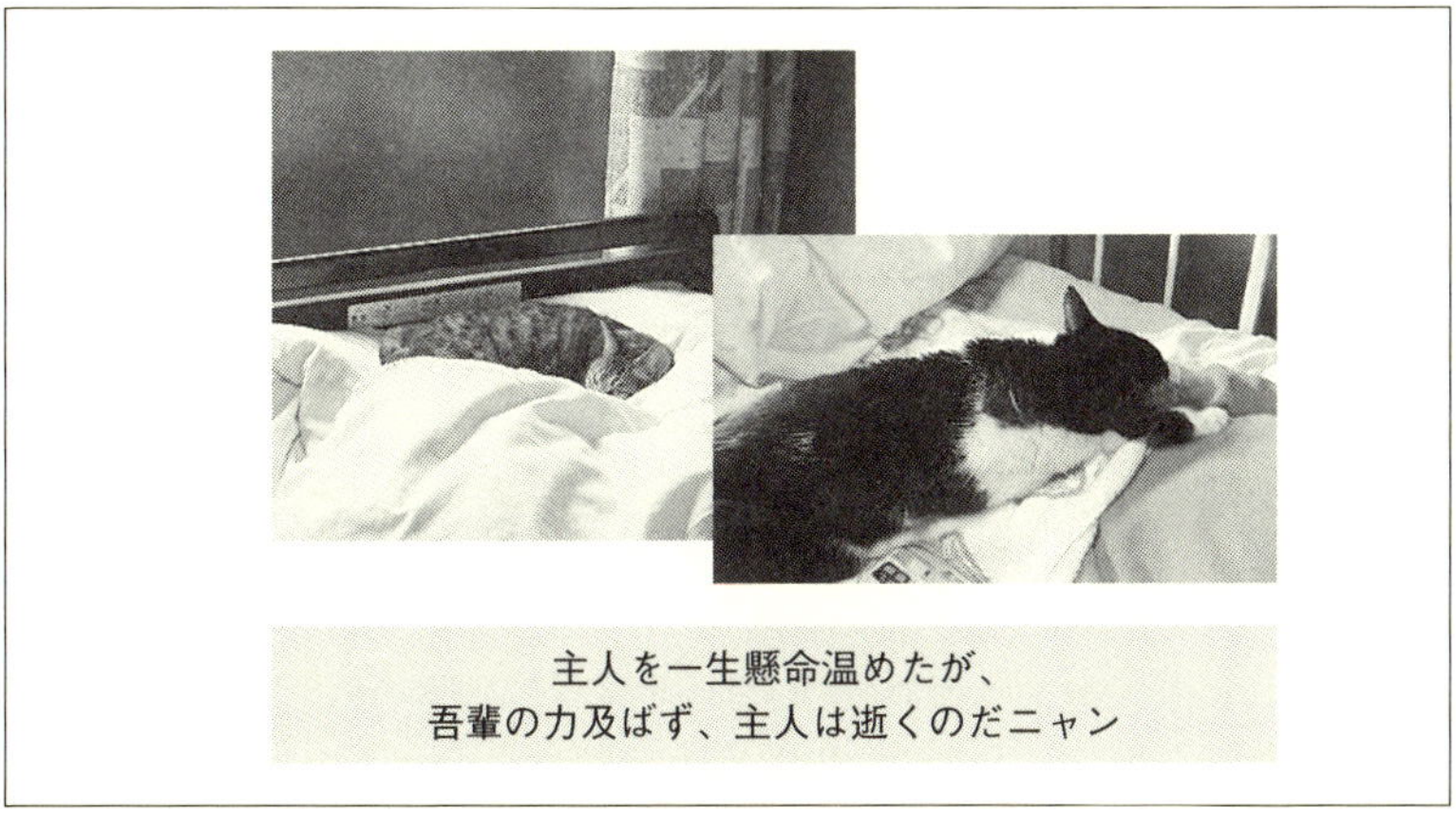
主人を一生懸命温めたが、
吾輩の力及ばず、主人は逝くのだニャン

図５ｂ

「いやそんなことはない。主人の体が冷えてきているから温めている」と言っていました。「すごいな。そうか、それでここにいるんだな」と聞いたら、「そうだ、それがやっとわかったかい」と猫に怒られたんです。(笑)「もう一匹のあいつはどこへ行ったんだ」と聞きましたら、「あれはひどい薄情なやつで、主人をほったらかして今散歩している」と言っていました。

家族というのは、私たちのケアを受けると同時に、愛する主人、愛する夫や妻、お父さん、お母さんのためにいろいろなことを精いっぱいやってあげたいという思いを持っています。それが家族です。そういうとらえ方をしなければいけないということを、この猫たちから教えられるのです。皆さんもぜひ猫と会話できるようにやってください。

3 全人的な痛み

三つ目は、全人的なアプローチをしなさいということです。これは今日の講演のテーマに関係しています。痛みを取るときにはこういうことを考えなさいと、シシリー・ソンダースが言っています。トータルペインという考え方です。つまり肉体的痛みだけではなくて、心理的痛みもある、スピリチュアルなもの、社会的な痛みもある。そういう痛みが、がんという命が脅かされるときには一つの痛みとしてあらわれてくるのだと、ただ鎮痛薬を投与したらいいというわけではない、ということを教えるために図6のようにあらわしているのです。

私はこの図は緩和ケアのアプローチとしては違っていると思います。これは痛みの緩和のことを示

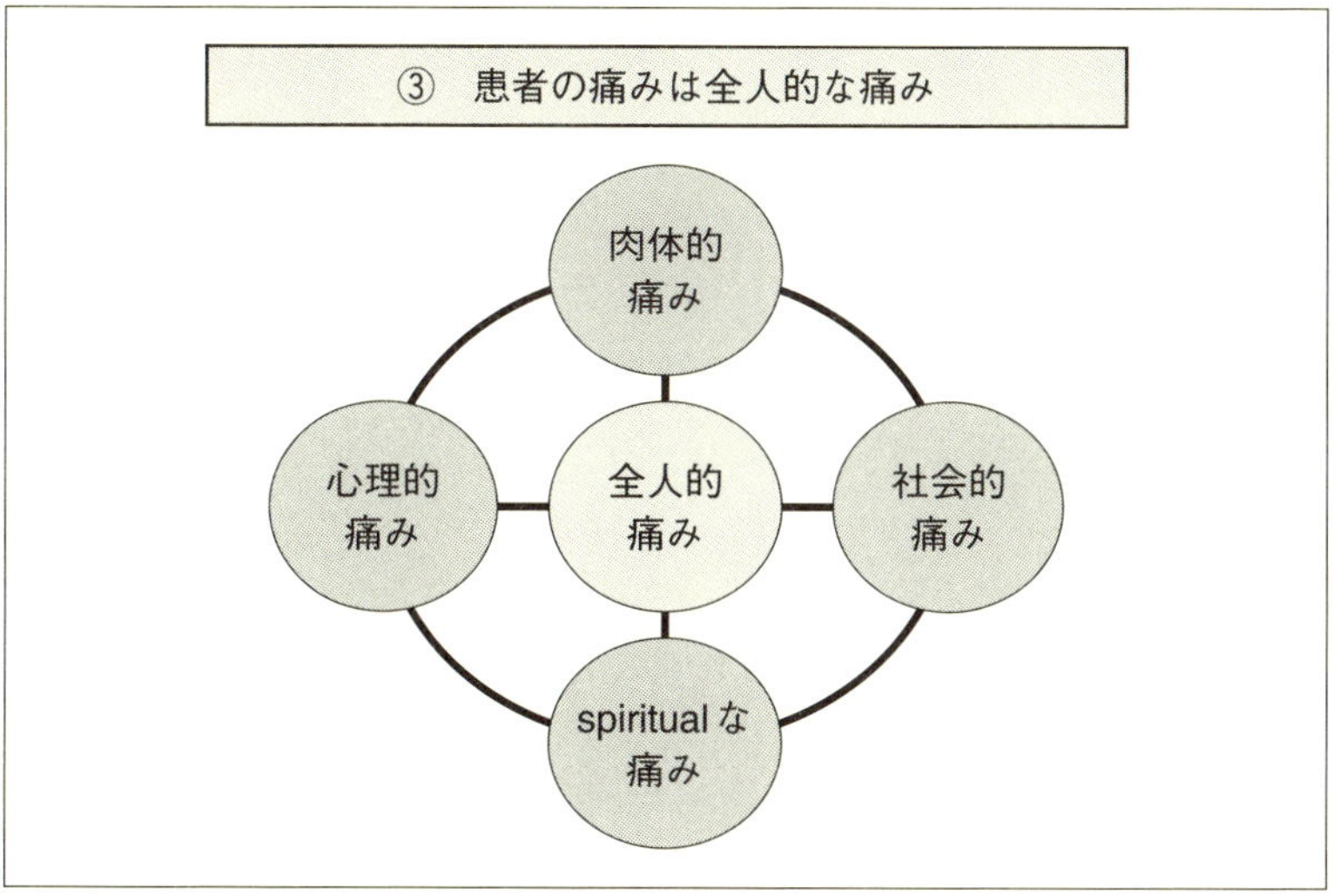

図6　緩和ケアのポイント③

している図ですが、痛み＝ペインと同様にサファリング（suffering＝苦しみ）という言葉もよく使われます。例えば肉体的な痛みはフィジカルペインと言いますが、フィジカルサファリングという言い方もします。つまりこれは単に痛みだけではなくて、われわれは人間をどう理解したらいいのかということ、そのことを言っているすごいことです。人間理解なくして、こういう痛みの理解はないのです。

この図はよくないと思いますので、あとで違う図を示します。

4　QOLの改善

四つ目のポイントは患者のQOLを改善する。先ほど言いましたライフ（life）というのは非常に大きな意味があるということです。今度、私は六月に開かれる日本緩和医療学会のシンポジウムの座長と基調講演をします。そのときのシンポジウムのテーマが「いきいきと生き、幸せに逝くために」です。皆さんはどう思いますか。一見すると安っぽい言葉ですよね。聞いて私も最初驚きました。

安っぽいと言いましたけれども、その言葉の重みを理解しないと非常に安っぽくなるということです。つまり逝くということは死ぬということです。死を前にした人がいきいきと生きる、そして幸せだという気持ちを持って逝く、そんなことができるんですかと、そういうことです。ＱＯＬの改善というのは、まさにそういうことを大事にしようということが目標です。

ビクトール・フランクル（Viktor Emil Frankl, 1905–1997）というユダヤ人で強制収容所に入っていた精神科医は、そのときの体験を書いた『夜と霧』で有名ですが、そのフランクルの別の本の話をします。それは *trotzdem Ja zum Leben sagen* という本です。日本語では『それでも人生にイエスと言う』。私はあまりいい訳ではないと思います。

というのは、レーベン（Leben）は英語で言うまさにライフ（life）ですが、これは「人生」ではないと私は思います。つまり目の前に死が迫っている、収容所はまさにそうです。がんの方もそうです。死が目の前に迫って普通は希望なんて何も持てない。にもかかわらず、レーベン。ですから、それは「今を生きる」ことです。今を生きることに対してイエス、つまり肯定することができる。それが人間なんだという、深い意味を持った言葉だと私は思うのです。

これを人生と言うと、ぼけてしまいます。私の解釈が間違えているかもしれませんが、このレーベンというのは、今を生きるという日常生活を意味していると考えています。

ある四十代の女性は、直腸にできた悪性黒色肉腫で亡くなりました。小学校六年生のお嬢さんがいました。学校から帰ってくると、ベッドのお母さんの隣にちょこんと座って一時間ぐらい学校の話をします。それが終わると小さなテーブルを出して、そこでいろいろ宿題をやるのです。これなんです。夕げの準備をするというと、患者さんの妹さんが来て台所に立ってくれます。そこでベッドの上からいろいろ指示をします。でき上がったころ、ご主人が「ただいま」と帰って来ます。それを迎えます。

考えてみますと、これは何でもない動作です。日常的なことです。先ほどの在宅看取りのテレビ番組の中で親子げんかの話がありました。私は自分で病院にホスピスをつくってみて本当に感じたことは、ホスピスの病棟での生活はものすごく不自然だということです。これは、ある意味で医療者だけが満足しているのではないかということを本当に感じました。在宅では、患者さんはちゃんちゃんばらばら親子げんかをしたり、俺は風呂から出て絶対に最後まで自分の足でベッドに行くと言う。抱えて運んでぱっと置いたほうが介護者にとっては楽です。そういうことではなくて、その人の生き方、ふだんのそれまでの生活というものを大事にしていくわけです。

この方もまさに普段の生活を送って最期まで自分の生き方をされました。これがまさにライフクオリティを高めるということです。何ということはないのです。最期まで日常生活をする。つまり娘に対して母親をしていました、そして台所をやるということで主婦をしていました、そしてご主人に対しては最期まで妻をされていたのです。そういうことができることがライフ、ドイツ語のレーベンの意味ではないかなと私は勝手に思っています。

スピリチュアルとは

先ほど申しましたように、ホスピスケアにおいては人間理解ということを考えなければいけません(図7)。実はこのスピリットというのをまず理解しなければいけないのです。つまり人間というのは、例えば肉体の衣、社会の衣、あるいは文化歴史的な衣、心理的な衣とか、いろいろなよろいみたいなものを体にまとっているわけです。その中心にあるのがスピリットだと、こういう人間理解をしています。

スピリチュアルな痛みというのが日本語に訳せない。なぜ訳せないか。これは日本の思想にない考え方から出ている言葉だからです。スピリチュアルというのは何かということを根本的に理解しないといけないのです。

スピリットという言葉はラテン語のスピリトゥス(spiritus)、「息」からきています。そしてインスパイア(inspire)、息が入っていく。これは人が誕生するという意味もあるわけです。インスピレ

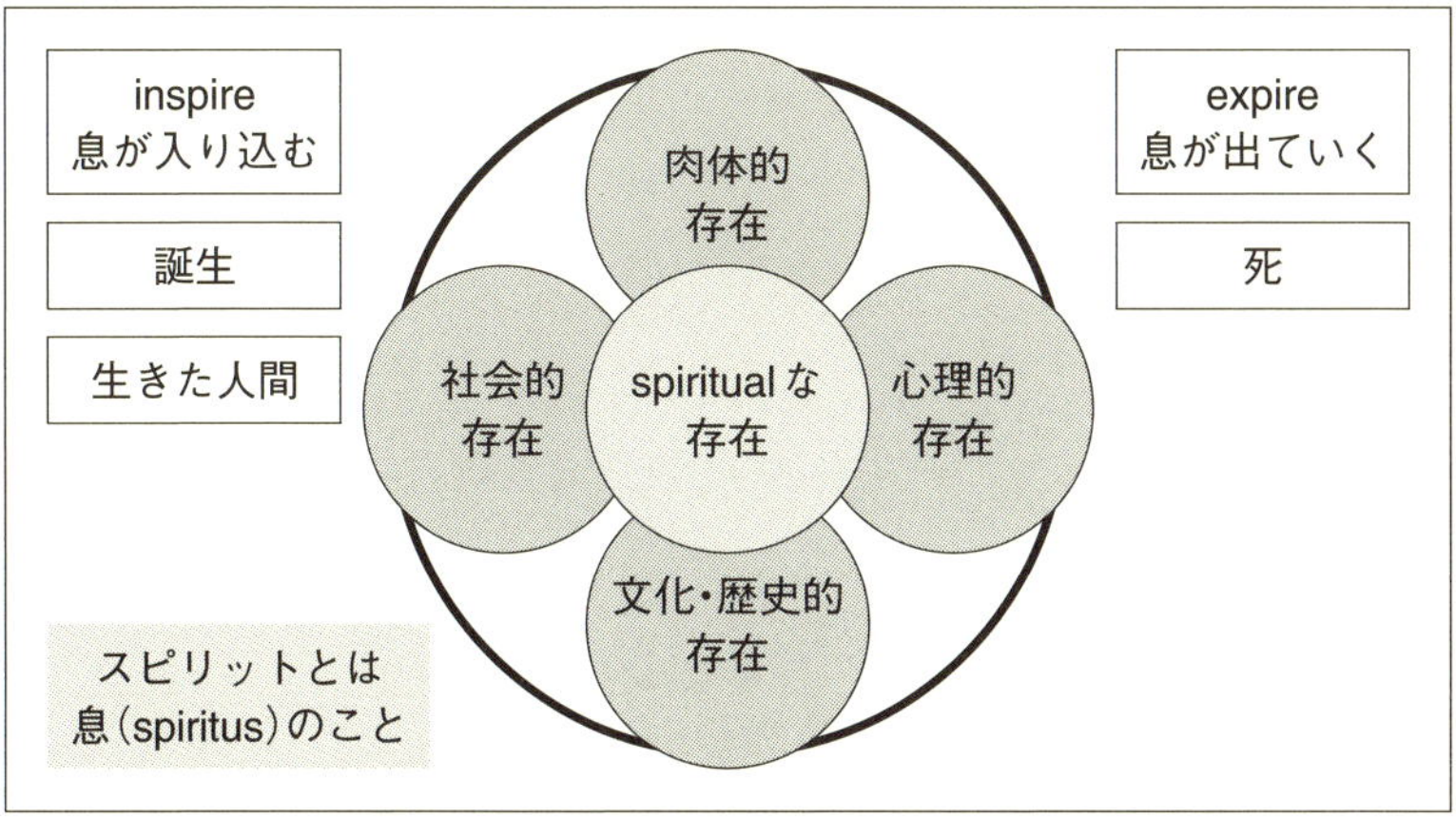

図7　ホスピスケアにおける人間理解

ーション（inspiration）、ぱっと考えが入ってきてひらめくという、これもそこから出てきている言葉です。息が入って、そして生きた人間になるよ、ということです。形だけでは、人間が人間として生きた存在とならないという、深い人間理解があるのです。

インスパイアの逆、エクスパイア（expire）は息が出ていくということ、人が死ぬということを言っています。『旧約聖書』の創世記に神様がご自分にかたどって（自分の体に似せて）人間をつくったとあります。けれども、うんともすんとも動いてもくれなかった。神様はがっかりして見ていたけれど、待てよと思って自分の息をふーっと入れたという有名な人間創造の物語があります。「主なる神は、土（アダマ）の塵で人（アダム）を形づくり、その鼻に命の息を吹き入れられた。人はこうして生きる者となった」（創世記二・七）。息を入れることによって人は生きる存在になったのです。

つまり人間というのは衣を土からつくられた。いろいろなものをまとって、そこに神様の息吹が入って人間は生きる存在になったと。これはきわめてキリスト教的、ユダヤ教的な考え方から理解していかなければいけないのです。日本ではこのスピリットというのはしっくりくる言葉がないのですが、やはりそういうところの問題です。

人間というのはそういうものだという理解がないと、死にゆくこと、エクスパイアしていく、インスパイアしていくということが理解できないよと言っていると、私はそういうふうに思っています。

興味深い話を一つ、五五歳の男の方が亡くなったときの話をします。死の四時間後、患者さんの内縁の妻が私に語ってくれたことです。

息を引き取る約一時間前のことでした。主人の呼吸が荒くなり、いよいよ最期かと思ったので、夜を徹して看病するつもりで傍らについていました。そのとき突然、主人の口のあたりから、白い霧のような細長いものが吐き出されるように出てきて、その物体はそれから約二〇分間、夫の顔の上に動きながら留まっていました。

私は部屋が寒かったので主人の息が白くなったと思い、自分も息を吐いて確かめてみました。でも、私が吐く息はまったく白くなりませんでした。部屋はそれなりに暖かかったと思います。私は夫の手を自分の手の上に重ね、その白い物体をずっと見ていました。緩やかな、心を洗われるような、気分がすーっとする感じでした。死を看取るという気持ちよりは、自分も天に上るような気持ちでした。

その白い物体は、時間がくるとやがて、すーっと消えていき、それに合わせるかのように主人の呼吸は逆に穏やかになり、しばらくして静かに止まりました。

なんというか、それまでの不安が一切なくなり、落ち着いた気持ちでいることができ、穏やかで満ち足りた、不思議な時でした。


これはでき過ぎた話なので、皆さんはこういうことを経験されたご遺族の方がいらしたと、そういうふうに理解されて結構だと思います。白いものが出ていって、それが漂って消えて人が亡くなっていくと。こんな話ばかりして、あいつは怪しい医者だと言われそうです。もともと怪しいんですけれどね。(笑)いずれにしろ象徴的な出来事です。

■スピリチュアルペインの実際

スピリチュアルペイン(spiritual pain)の話をしていきたいと思います。

私は一九九〇年から在宅でのホスピスケアにかかわるようになりました。このスピリチュアルペインという言葉はもちろん知っていましたし、いろいろな人が言っていました。しかし、しっくりくる、語る言葉がまったくなかったのです。私はそのことがずっと気になって、「スピリチュアルペインについてどう思いますか」という質問を受けたときにいつも適当に逃げていました。これは私だけではなくて、ホスピスケアにかかわった当時の方はみんな同じだったと思います。

けれども、『やすらかな死』という二十年前に出した本の訪問看護師が書いてくれた文章(6)を読んで、死にゆく人の魂といいますか、スピリットの痛みで苦しむというのはこういうことだなということを教えられました。

医師の病状説明で死の近いことを悟った患者さんは「死ななければならないのなら、天国へ行きたい」と叫びにも近い言葉を発しました。子どもたちの写真を手に涙をポロポロこぼされた。「もう安心して死になさい」ということなのか、「もっと頑張りなさい」ということなのか、「もうこの家族には、自分は必要ないということなのか」。神のみこころがわからない苦しみを述べられた。「でも、このままでは行けない。……今まで、決してよい妻でもよい母親でもなかった……この体では何もできないし……」。看護師が、何もできなくても祈ることはできるのではないかと思い、できるとしたら「それは、祈りでしょうか。そして天国へ行けることを心から望むことではないでしょうか」と自分の考えを述べた。すると、彼女の顔がぱっと輝いた。「そうだ、牧師さんに来て祈ってもらおう」。「私には、お世話になった牧師さんが三人いるんですよ。三人に祈ってもらおう……」。「うれしい。明日からすることが見つかって本当にうれしい……」。突然様子が変わったそうです。

私は彼女の内で起った変化が、「明日からすることが見つかった」ことに由来することを知り、このことに深く教えられた思いであった。恐れていたのは死そのものではない。死の近いことを悟り、明日からどうやって、なにを目標に生きていけばよいのかを見出せない状態が苦しみだったのではないだろうか。明日、なすべきことがあること、それが、生きる力につながることを教えられたように思う。何もないことが絶望なのだ。「明日からすること」、それはまさに死に行くための準備をすることだったのではないだろうか。この時から亡くなられるまでの、ちょうど二週間、彼女は、ご家族の中でそれをなし終えたのである。

いわゆるスピリチュアルペインということを今は盛んに言われていますが、この文章の中でエッセンスはすべて語られているのではないかと私は思っています。今日は特に在宅でのホスピスケアの実際を知っていただいて、その中に医の原点があるという話をしたわけです。

拙著『いのちとの対話』に赤ちゃんが死を迎えるという話があります。生まれてほとんどすぐに亡くなられた赤ちゃん、それをお母さんが受けとめていくという話です。赤ちゃんにいろいろな奇形があって最初はこわごわしていたお母さんが、赤ちゃんを抱いて、本当に自分のかわいい子だなと思ったときに、赤ちゃんと別れなければいけない。これは本当につらい残酷なことです。

そのときに医療者というのは、その子が間もなくお母さんと別れなければいけないということを伝えなければいけない。伝えないことはお母さんのケアにならないからです。ではどういう伝え方をしたらいいのだろうかということです。『いのちとの対話』の中の「いつかお別れするんだね」から紹介します。

今日、ぼく今日もかんばってるよ
ママが会いに来てくれる時、目あけられるかな
（中略）
まだまだがんばってみせる
でも、いつかきっとお別れするときが来るんだね
悲しいけど、ぼく泣かないよ
男の子だもん
ぼくは一生懸命生きたから、悔いは残らない
ママ、ぼくを産んでくれてありがとう[7]

これは、新生児の病棟に勤務していた助産師さんが、赤ちゃんの気持ちにかわってお母さんへのメッセージを育児ノートに書いたものです。自分は間もなくお母さんとも別れなければいけない、お母さんもそのことを知ってちょうだいというメッセージだったわけです。育児ノートを見ていく中で目

にとまった、本当に一編の詩でした。これは助産師さん、すごいなと思って本当に感動しました。

帝京大学の医学生が毎年七月、八月ごろに私たちのところに一週間実習に来ます。患者さんのところへ医師や看護師と訪問していろいろ受けとめるものがあったようです。生と死というのは実は非常に日常的なことですが、そのリアリティ（現実性）が迫ってくる機会はなかなかない。患者さんや家族に、私らが診たら間もなく亡くなるよと言っても、本当に目の前の死をまだ現実の問題として考えていないということがあります。

医学生も大学で患者さんを診ていますけれども、実際に死のリアリティが迫ってくるということを身近に経験するということはないのですね。その一週間の実習の中で、はじめはリアリティを理解していなかった医学生が変わっていくのです。変わっていくというのは、実習中にディスカッションしたり、まとめの発表を見たりしてわかるわけです。どういうことを学んだか、「家で死ぬこと　家で看取ること」[8]と題する動画をつくってくれた学生がいました。その概要を紹介しておきたいと思います。

「病院にいてもがんの末期で治らない。できれば住み慣れた家で死にたい。でも、家にいる自分を診てくれる医者がいるだろうか。家族の負担が重くなるのではないだろうか」。

このような、本当は家で最期を迎えたい患者と、看取る家族を全面的に支えることを目指します。在宅での看取りは、経済的にも入院するより負担が軽いのです。体の痛みには薬で、心の痛みには傾聴と共感で対応します。

「自分の人生って何だったのだろうか」。「自分が家族の輪からいなくなるのは寂しくてたまらない」。こうした自分の存在についての霊的な痛み（スピリチュアルペイン）も、死に行く過程の話（デス・エデュケーション）をして取り除きます。

死が近づくときの息づかいの変化など、予測される全身の変化について、あらかじめ伝えながら、看取る家族の不安をぬぐいます。

不必要な検査は一切しません。「管理」をせず、「生活・暮らし」を重視します。一日一日を穏やかに、よい時間を家で共に過ごすことを重視します。

死が近づくことを受けとめながら過ごすことで得られる「和解と許し」があります。

孫やペットがそばにいる時間は穏やかに過ぎていきます。「今、息を引き取りました」という家族の静かな看取りまで。

体も心も魂も、死への旅立ちを整えられるよう、医師、看護師、スタッフが皆で支えます。

自分の家で死ぬ幸せを患者さんに。

私たちが目指す医療

最後に私たちが目指す医療についてまとめておきます。

私たちが行う医療は、病がどのような状況であれ一人の全人的な人間として患者にかかわり、その苦痛を緩和するという姿勢が根源になければなりません。つまり、最先端の医療を担うにしても、「ひとの病」ばかりを見る医師になるのではなく、私たちの助けを求めている患者は、「病を抱えて苦しんでいるひと」であることを理解する医師になりたい。

私たち臨床医がまずやるべきことは、「いのちを脅かされた状態」にある患者と家族の「病を治す」こと。そのことによって、「いのちを脅かされた状態」から解放することです。最善の治療ができるように日々精進して、必要な知識、技術を身につけ、かかわる患者と家族の要求に応えることが最も重要です。病を治すことによって「いのちを脅かされた状態」から患者を解放できなくても、それは決して医療が患者を見捨てることを意味しません。多職種の専門家によって全人的なアプローチを行い、患者と家族のＱＯＬを高めるケアがあるからです。私たち医師は、その一翼を担うのです。

（二〇一三年四月二十六日、聖学院大学ヴェリタス館教授会室）

注

（1）川越厚『家で死にたい——家族と看とったガン患者の記録』保健同人社、一九九二年。

（2）同上書、一二頁。

（3）「家で看取るということ」、NHK「あさイチ」、二〇一一年五月一八日放送。

（4）日本ホスピス緩和ケア協会ホームページ〈http://www.hpcj.org/what/definition.html〉では、「緩和ケアとは、生命を脅かす疾患による問題に直面している患者とその家族に対して、痛みやその他の身体的問題、心理社会的問題、スピリチュアルな問題を早期に発見し、的確なアセスメントと対処（治療・処置）を行うことによって、苦しみを予防し、和らげることで、クオリティ・オブ・ライフを改善するアプローチである」と訳されている。

（5）Mor, Vincent, Masterson-Allen, Susan, *Hospice care systems: structure, process, costs, and outcome*. Springer, 1987.

（6）田中信子「訪問看護婦の報告」川越厚編『やすらかな死——癌との闘い・在宅の記録』日本基督教団出版局、一九九四年、一一一—一一三頁。

（7）川越厚『いのちとの対話——生と死の現場から』日本基督教団出版局、一九九七年、四四—四五頁。

（8）二〇〇七年度帝京大学医学部衛生学公衆衛生学講座「在宅ホスピスケア」実習班制作動画より。

第Ⅱ部

スピリチュアリティの架橋可能性をめぐって

小森　英明

一　はじめに

本稿の目的は、日本でのスピリチュアルケアの理論構築に向けて、現状では複線的に話されている諸々の〈スピリチュアリティ〉を俎上に載せ、その〈架橋可能性〉を探ることにある。

日本では〈スピリチュアルケア〉は言わずもがな、その理論的骨子となる〈スピリチュアリティ〉すら、いまだ言葉としての市民権を得ておらず、普通名詞にすらなりえていない現状がある。それゆえ今後、どのように核となる〈スピリチュアリティ〉の概念を育んでいくべきかが問われており、本稿がその一助となればよい、というささやかな願いが私にはある。

また、現況を鑑みても、少子化と家族崩壊が進むなか、〈スピリチュアルケア〉の実践とその制度化の模索は、現代日本における喫緊の課題とも言える。その意味で、今こそ私たちは、孜々《しし》として〈スピリチュアリティ〉の理論化に努めなければならない。

しかしながら、スピリチュアリティとは、ある意味では「生き物」でもある。考えてみれば、人間の血と涙と汗と体臭、そういったものがすべて込められたものこそが生きた〈活きた〉スピリチュアリティでもある。それに、そもそも生体反応を起こさないようなスピリチュアリティなど、それこそが形容矛盾であろう。生きた人間によって紡ぎ出される〈語り（narrative）〉やそうした営みの〈プロセス〉といった、いわば効率至上主義の対極に位置するアプローチを通じて、かろうじて語りうるものこそ、あるいはスピリチュアリティの本質なのかもしれない。

さて、ここで本稿の展開を予告しておきたい。

まず、以下の二節でスピリチュアリティとその定義を議論のたたき台として、本語が有する多義性に触れる。三節ではスピリチュアリティ研究の問題点を考え、その特殊性がいかなるものかを俯瞰する。続いて、四節でスピリチュアリティの原理面での架橋可能性を扱う。さらに、五節では、四節に基づいて臨床面、特に医療現場での架橋可能性を問うことにする。

二　スピリチュアリティとその定義

スピリチュアリティの定義は、実際のところ難航を極める。なぜならば、目に見えず、手に触れることのできないものを扱うだけに、識者自身の価値観自体が真っ向から問われざるをえないからである。ここではまず、スピリチュアルケア界のパイオニア的存在、窪寺俊之によるスピリチュアリティの定義を確認しておきたい。

〈スピリチュアリティ〉とは、人生の危機に直面して生きる拠り所が揺れ動き、あるいは見失われてしまったとき、その危機状況で生きる力や、希望を見つけ出そうとして、自分の外の大きなものに新たな拠り所を求める機能のことであり、また、危機の中で失われた生きる意味や目的を自己の内面に新たに見つけ出そうとする機能のことである。[1]（傍線筆者）

窪寺の定義からは、死といったいわば実存的な「危機」に際して、人が「生きる力」「希望」「新たな拠り所」「生きる意味や目的」などを見つけ出す「機能」それ自体をスピリチュアリティとしてとらえていることがうかがえる。これは、スピリチュアリティを静的（static）で固定的な実体とみなすよりも、むしろ、それが本来的に有する動的（dynamic）な〈はたらき〉そのものに重きを置いた定義だと言える。

このように、各人が生来的にスピリチュアリティを有するものであることが事実ならば、次には人に潜在しているスピリチュアリティの覚知をいかに促すかが臨床上の問題ともなろう。

加えて、スピリチュアリティが発露・開発されるプロセスには、先人の工夫と歴史的な洗練によって形成された宗教修行の過程ともきわめて近い構造が見て取れる。なぜかと言えば、それは実存的な

「危機」によって、これまでの狭隘《きょうあい》な〈自我（ego）〉が否定し尽くされ、宇宙的な存在とも言える〈真の自己（self）〉に目覚める道程でもあるからだ。

このことからも、スピリチュアリティの覚醒は明らかに個体内（intra-personal）で起こりうる現象であることが首肯できるが、また同じく、個人間（inter-personal）であっても、それが触発される可能性はきわめて高いことも含意しておく必要がある。

しかし、その一方で、スピリチュアリティへの盲目的な志向が、個人の精神的な自閉を促し、非社会性を帯びさせてしまうことも懸念されよう。宗教学者の島薗進は、スピリチュアリティと宗教との異同に着目して、次のような指摘を行っている。

「スピリチュアリティ」の語は広い意味での宗教性に関わっているが、宗教に関わって用いられる場合でも、体系化された教義や組織としての宗教ではなく、とくに個人に表れた宗教性を指すのに用いられる。そして、体系的な広がりをもった宗教とは独立して、その外部で関心をもたれ、実践されるような事柄もこの語で指すことが多い。とりわけ個人に関わる事柄として、スピリチュアリティが語られるのが特徴だ。[2]（傍線筆者）

スピリチュアリティはとてつもなく広い裾野を有する一方で、インターネットの急速かつ広範な普及によって、社会的なかかわりを欠き、かつ匿名性を帯びた、いわば〈無責任〉な存在としての個人が惹き起こす、得体の知れぬ社会現象と化す可能性を常にはらんでおり、自閉する若者たちに安易な自己正当化の根拠を与えてしまう危険性が憂慮される。

この意味からも、個人の情緒的な成熟がスピリチュアリティの開花のためには何よりも必要だ。その契機の一つとして、窪寺の指摘する「危機」や「危機状況」といったものに私は注目したい。平たく言えば、「危機」や「危機状況」といった〈負〉の出来事が人を磨く、ということである。

権利意識の高揚とも相まって、ともすれば自分の人生に「危機」や「危機状況」が一切あってはならない、という強い忌避感が現代の日本人に蔓延している。これでは未成熟な子どものような事実否認の態度にも連なりかねず、結果的に情緒的成熟を自らにもたらすことなどおぼつかない。

しかし、それにもかかわらず、人はスピリチュアリティを求める。

人がスピリチュアリティを求める場合、その動機を大別すると、心理学者マズロー（**Abraham H. Maslow, 1908–1970**）の唱えた「成長動機」と「欠乏動機」の二つの観点が援用できる。

人生における「危機」や「危機状況」の介在が、人をして「生きる力」「希望」「新たな拠り所」「生きる意味や目的」を志向させること、これは明らかに「成長動機」に根差したものだ。例えば、自らの死を受容して静謐《せいひつ》な境地に至った人が、他者に対する積極的な関心までも喚起されて、これまでのねぎらいや感謝の言葉をしみじみと近親者に語る、といった振る舞いに及ぶことは、臨床の現場ではそれほど珍しいことではない。おそらく、人間は死の直前まで成長するものなのだろう。

これに対し、「危機」や「危機状況」による自己陶冶を経ない、衝動的でありながらも漠としたスピリチュアリティに対する欲求は、自我が保護されたいといった「欠乏動機」によるもので、慢性的な愛情飢餓感にさいなまれた人がとらわれるものなのかもしれない。

そうなると、スピリチュアルケアの現場では、クライアントの「欠乏動機」をいかに「成長動機」に転じていくかが一つの課題となる。その〈転回点〉に至るまでに、スピリチュアルペインを十分に表出し、それを忌憚《きたん》なく、かつ安心して他者と分かち合うといった、ペインの意識化と自覚の促しがポイントとなる。

仏教哲学者の鈴木大拙《だいせつ》（一八七〇―一九六六）は早くもこうした問題に気づいていた。ここで鈴木の言う「霊性」をスピリチュアリティと読み換えるならば、上述の〈転回点〉は、「源底」（大乗経典『華厳経《けごんきょう》』に見られる用語）に相当する。そして、その「源底」へと至るためには、「自己否定の経験」が不可欠であると鈴木は説く。この「自己否定」の極まるところで初めて、各人に宿る「宗教意識」はその産声を上げるのである。

> 物のあわれでは、まだ感情の世界にうろうろしているものと見なければならぬ。そこには霊性の動きが認められぬ。自己というものの源底を尽くしていない。いわばまだ病気にかかっていない、自己否定の経験がない。病気というのは、この経験のことである。普通にいう病気は肉体の否定である。この否定で肉体の実在に逢着する。ここに人間と他の生物との差等を見うるのである。宗教意識は、ここで初めて息吹し始めるのである。業の重さはここまで来ないと感ぜられな

い。[3]（傍線筆者）

真の「宗教意識」とは心理的な感受性の鋭敏さ（「物のあわれ」）にあるのではない。厳しい「自己否定の経験」を通して「自己というものの源底」を尽くさない限り、内的な「霊性の動き」、すなわちスピリチュアリティの胎動は認められない、と鈴木は説く。

ここで言う「自己否定の経験」とは、窪寺の言う「危機」や「危機状況」との遭遇にも通底する経験であることは明らかだ。そしてまた、エリザベス・キューブラー・ロス（**Elisabeth Kübler-Ross, 1926–2004**）が唱える「死の五段階説（「否認と孤立」→「怒り」→「取り引き」→「抑鬱」→「受容」）」も、大拙の言う「自己というものの源底を尽くす」プロセスとみなすことができよう。

これらのことはまた、先に見た窪寺定義の正当性を裏付けるものとなる。繰り返すが、〈苦難が真に人を磨く〉のである。

三　スピリチュアリティ研究の困難さ

それにしても、スピリチュアリティは厄介な言葉だ。なまじ、日本語の〈霊性〉になど訳さないほうがよいかもしれない。

英語の'spirituality'を〈霊性〉として日本語に訳したのは、先に見た鈴木大拙である。鈴木がスウェーデンの神秘主義思想家エマヌエル・スヴェーデンボリ（スウェーデンボルグ）(Emanuel Swedenborg, 1688–1772）の著書 *Divine Love and Wisdom* を『神智と神愛』として訳出したのは、一九一四（大正三）年のことである。そして、それからすでに一〇〇年近い歳月が流れた。このような歴史的な経緯や文化的な相違もあり、またオカルト的な意味合いも含まれざるをえないことから、何かと誤解の多い語であることは確かだ。

こうした原因を先の島薗は、スピリチュアリティという語が、通常、きわめて〈エミック（emic）〉な用いられ方をすることにある、と指摘している。[4] この〈エミック〉とは、「当事者自身の用語」のことであって、「当事者の自己理解」といったものが無反省に反映されてしまう用い方を指す。すなわち、スピリチュアリティの語義解釈が、それこそ〈十人十色〉となってしまうということである。

また、島薗は「スピリチュアリティ研究は研究者の主体性が関与しやすいということからも、また、商業的な流行現象［消費文化］との関わりが深いということからも、重層的な深さを表現しにくい」[5]といった研究上の難点にも言及している。このことは、研究者としての島薗自身が誰よりも痛感しているのだろう。確かに「スピリチュアリティ研究」には何かしら、厚み、奥行き、重みといった立体感やそれにふさわしい質量感に欠けるイメージがつきまとう。

こうしたことに加え、日本では、特に戦後において公的な場での宗教活動が禁じられていることもあり、言葉としてのスピリチュアリティは市民権を得づらく、そのため、超常現象といったものに対する批判的態度も涵養されず、個人的な興味本位の域を出ない。

いずれにしても、スピリチュアリティの語はその語義がいまだ一定せず、何かと人の猜疑心をあおる言葉でもあることに異論のある識者はなかろう。このうち、スピリチュアリティそのものの語義は本来的に一つだけで、それを「群盲、象を評す」式に各人各様に評するから、おのずと多義性を有してしまうものなのか、あるいは、それ自体がやはり本来的に多義性を有しているものなのか、といった問題も予想される。むしろ、人がそれを覚知し表現する時点で、各人の素養に民族性や宗教性、さらには性差といった要素がスピリチュアリティの解釈に加味されてしまい、結果的におのずと多義性を帯びざるをえないというのが実態に近いのだろう。

ともあれ、スピリチュアリティが本来的に一なるものか、多なるものか、思弁による追及には限界があるようだ。

スピリチュアリティの相互了解のために

しかしながら、それにもかかわらず私たちはスピリチュアリティの架橋可能性を探らねばならない。スピリチュアリティの相互了解は果たして可能なのだろうか？

この点に関しても、大別しておおむね二派に分けることができる。一つは楽観的立場であり、もう一つは悲観的立場である。

このうち、楽観的立場とは、スピリチュアリティを「理想的な生の終局点としての〈死〉を目指す、反呪術性を伴った近・現代的な自我意識の拠り所である」ととらえて、「死」は何人にとっても必然なものであり、「自我意識」も万人が具有しているものだから、この事実から推して、スピリチュアリティの相互了解は当然可能であると主張するのがこの立場である。

しかし、私たち現代日本人にとって「死」も「自我意識」もともに、それほど明確・明瞭なものなのだろうか？　むしろ、「死」は「生」を妨げる阻害要因として忌避され、「自我意識」なども、文法構造上、きわめて曖昧な日本語の中で明確に意識されることなど少ない。どちらかと言えば、「死」も「自我意識」も、日常生活の中では隠蔽される傾向にある。

一方で、悲観的立場とは、スピリチュアリティを「言語化することすらはばかられ、心ある一部の人々にのみ黙認され秘かに共有されている〈生命（いのち）の永遠性〉である」との考えに基づく。このことから、スピリチュアリティの存在はわかる人だけにわかればよく、わからない人もしくはわかろうとしない人に対しては「縁なき衆生は度し難し」として接しておけばそれでよい、といったあきらめの態度に出る立場とも言える。

確かにその主張にも一理ある。だが、現代日本人にとって〈生命（いのち）の永遠性〉とは、いつまでも個人の内奥にのみ秘匿しておくべきものだろうか？　自殺者が年間三万人を超える今日の現状を省みて、〈生命（いのち）の永遠性〉の問題に積極果敢に挑戦し、そして、そこから何らかのメッセージを発信することは、宗教家も含めた対人援助者にとっての急務なのではないか？

このように、楽観的立場と悲観的立場の二つの立場は、それぞれに死角と陥穽があることがうかがえて、いずれも私たちを満足させるには至らない。

ところで、先にも触れたとおり、公的な組織・機関において宗教がタブー視される日本では、この〈生命（いのち）の永遠性〉に対する暗黙の了解と共感の部分がいともあっさりと捨象されることで、スピリチュアリティそのものが本来有している活力が減殺されるばかりか、皮肉なことに、スピリチュアリティという語が普通名詞の市民権を得て定着する上での妨げとなっている感が否めない。ひいては、スピリチュアルケアの特異性すら意識されず、他の対人援助技術とまったく同次元で論じられかねない。

その意味でも、〈生命（いのち）の永遠性〉に対する暗黙の了解と共感をいかに批判的に整序・検討し、最終的に受容していくかが当面の課題となる。最も活力と〈癒やし〉に富み、クライエントから渇望されるスピリチュアリティの体得を、私たちはどのように臨床実践や社会制度の充実に具体的に反映させていけばよいのだろうか？

さらに、脱宗教化が進む今日、ともすればスピリチュアリティという語は、議論が上滑りして、内容空疎なスローガンと化して人心をあおることも、また、判断と思考の停止を人に強いる〈魔語〉と化すことも懸念される。こうした傾向に対し、神道をバックボーンとする宗教哲学者、鎌田東二《かまたとうじ》は次のように警鐘を鳴らしている。(6)

①「霊性」という言葉が、文部科学省の言う「心の教育」と同じように、掛け声、ごまかし、す

りかえ、カモフラージュ、ムードとなっていないかを注意深く検証する。この言葉を用いることで、問題の曖昧化と先送りにならないように注意する。

②「宗教」嫌いの「霊性」好き、という精神世界的構造の危うさと脆弱さを打破する。ということは、「宗教」に対してもっと、深く根本的な、歴史的かつ本質的な理解とそれに対する冷静さを持つべきであるということ。

いずれにせよ、研究者の率直かつ真摯な自己開示と、世界的見地に立った粘り強い学的探求の営みが何よりもスピリチュアリティの考究には必要であることは言をまたない。

とりわけ、クライアントの自律を育むべき「カウンセリング」と、どちらかといえば他律的な生き方に与する「占い」とが、一組の対人援助サービスとして平然と巷間で提供されているような日本の現況を考えると、右の鎌田の指摘は正鵠を得ており、傾聴に値する。

四　原理面での架橋可能性

今度は、スピリチュアリティの架橋可能性を原理面から考えてみよう。

その際に、いささか唐突だが、仏教学者・哲学者、末木文美士《すえきふみひこ》が提唱した、以下の二つのテーゼ(7)を援用して考察を進めてみたい。

①「宗教は死によって始まる」
②「関係は存在に先行する」

医療現場で見られるがごとく、死を一つの終末と考えれば、死は生にピリオドを打つ一つの〈結節点〉ととらえられる。その一方で、キリスト教はキリストの、仏教はブッダの死によってそれぞれ始まることから、宗教においては、死を〈分節点〉とみなすことができる。

このように死そのものを媒介とすることで、死を終わりとみなす立場と始まりとみなす立場の双方の観点がつながりうる。このことから、従来個々に分立していた医療、福祉、哲学、宗教といった諸領域の学際面での架橋も、死という現象の介在によって可能となる。

そして、こうした学際分野での架橋可能性が今まで模索されてこなかったことが不思議なくらいである。その理由としては、やはり根強い死のタブー視が医療技術の発達に伴って派生した延命至上主義などによって培われ、温存されてきたことが挙げられる。

しかし、その一方で、哲学や宗教の側も、ともすれば死の問題そのものを隠蔽し、その真摯な吟味を怠ってきた歴史が省みられなければならない。

こうした経緯を、先の末木は次のように述べる。

（前略）一見合理的に見える西洋哲学の起源は、じつは合理主義では解決しきれない死の問題にほかならない。宗教の場合は、キリスト教がイエスの死に始まり、仏教もまた、ブッダの死から大きく展開することは明らかである。だが、一見、宗教と相反するように見える哲学もまた、じつは同じように死を原点としているのである。それを従来の多くの哲学書は隠していた。プラトンのイデア説はよいが、魂の不死説や輪廻説は喩え話であって、取るに足りないという扱いを受けてきた。そのことによって、本当の哲学の問題が見失われてきたのである。[8]（傍線筆者）

世界宗教としてのキリスト教も仏教も、また西洋哲学の始源としてのギリシア哲学も、共に死を原点、出発点としていた。しかし、宗教と哲学の歩みはその後、死に対して対照的な立場をとるに至る。その歴史的経緯の説明はここでは省くが、一方の哲学が直近の二十世紀においてどのような展開を見せたか、末木の以下の論及で確認しておきたい。

二十世紀になって、ハイデガーが「生への先駆的決意」を説き、ヤスパースは死を限界状況として位置づけた。しかし、それはあくまで生の限界としてであり、死そのものに至ることはない。死はあたかもゼノンの逆理のように、実際には必ず到達するはずなのに、理論的には到達不可能であるかのように扱われ、「その先」を考えることは禁止された。生きている限り、生きることに全力を尽くし、科学の発展によってその生を合理化し、快適なものにすることが目標とされた。医療においても、長い間その目標は寿命を延ばすということであり、死に打ち克つことが目指さ

れてきた。[9]（傍線筆者）

二十世紀の哲学は、死を「生の限界」として位置づけ、また、決して「死そのものに至ることはない」ことから不可知の立場を固持した。この影響は、西洋医学に依拠した現代医学にも当然及び、「死者を生者と断絶したものと考えるために、生から死への移行をどのように受け止めるべきか、明確でない」[10]という判断保留の立場こそが、客観的な科学的態度として重んじられるに至る。

そこで、死の「到達（経験）不可能性」を克服する手がかりとして、「自らの死を問題にする」のではなく、むしろ私たちが日常的に遭遇する「死せる他者」との関係にこそ重きを置くべきである、といったきわめて斬新な提案を末木は行う。

それではどうしたらよいのか。死の問題を考えるうちに気がついたことは、問題設定の仕方に誤りがあったのではないか、ということである。これまでの哲学は自らの死を問題にしようとしてきた。確かに自らの死を問題にする限り、それは経験不可能であり、死後がどうなるのか全く分からない。しかし、他者の死は私たちが日常的に経験することであり、死せる他者、即ち死者との関係を私たちは何らかの形で持ち続ける。自分の死体をゴミとして捨ててくれという人はいても、他者の死体をゴミのように扱うことはない。死者との関わりがないのであれば、死者の尊厳など論ずることはできないはずである。[11]（傍線筆者）

「他者の死」や「死せる他者」との関係を保ち続ける営みの果てに、私たちはあるいは「自らの死」の「経験不可能」性を超克できるかもしれない。しかし、そのためには、やはり「生から死への連続」の観点といったものが前提されなければならない。

死者が生者の世界を離れながらも、生者の世界と絶対的な断絶ではなく、生者との関係を持ち続けるとしたら、生から死への連続という側面も考えなければならない。死とはある特定の一瞬間において生ずる絶対的な断絶ではなく、時間的な幅を持って生者から死者へと次第に転換する過程と考えるべきであろう。その間において、生者の側も次第に相手に対する対応を、生者に対するものから死者に対するものへと変えていくことになる。(12)(傍線筆者)

生と死、生者と死者は本来的に連続しているといった観点は、東洋思想においては古くより存しており、さほど目新しいものではない。しかしながら、今までそのことが看過され、哲学的議論の俎上に挙げられてこなかったうらみがある。

この「他者」との関係性は、当然「神仏」との関係性にまで敷衍されて、第二の点、「関係は存在に先行する」というテーゼが強調されるに至る。

問題は、客観的に存在するか否かではない。そもそも神仏は感覚的に把握可能な物や人とは異質であるから、同じレヴェルで存在するか否かと問うことはできない。そのような問い方は、問い自体が不毛であり、無意味である。そうではなく、問題はそのような他者とどのように関係を結ぶかということである。関係は存在に先立つということが、もっとも根本的なテーゼである。もちろん良好な関係を結ぶことも可能であるが、感覚によって把握できないものは存在しないとして、無視したり、拒絶するのも一つの関係の持ち方である。西洋近代の哲学を輸入した多くの日本の自称哲学者が取ってきた立場は後者であった。[13]（傍線筆者）

今までの思想史がそうであったように、議論を「神仏」の存在証明から出発しようと格闘を試みる限り、私たちはいわば閉ざされた思考空間からの超出がきわめて困難となることが予想される。それよりも、こうした次元を異にする「神仏」をもあっさりと「他者」として位置づけ、それらの諸存在と私たちとのダイナミックな関係性に着目したほうが、はるかに生産的な思想的な営みが可能となる。いずれにせよ、明治期よりなされた「日本の自称哲学者」による無批判な思想移入の偏りに、日本のアカデミズムもようやく気づき始めたのは、良い兆しなのかもしれない。

さらに、「死者は神仏の世界への先導者と言ってもよい。死者や神仏が十分に位置づけられないような哲学は、日本の哲学として失格と言わなければならない」[14]と末木は手厳しいが、このことは哲学のみならず、スピリチュアリティの架橋可能性を模索する上でも、不可避の論点となる。

言うまでもなく、〈異質の他者〉、とりわけ「神仏」といった超越あるいは異次元の存在者と、私たち「生者」がどのような関係を取り結ぶべきなのかは、「死せる他者」との関係にも当然影響を及ぼすものとなろう。

このように、「関係は存在に先立つ」というテーゼは、私たち日本人にはある意味で理解しやすいものであり、私にはそこに何か明るい展望を抱くことができるように思われる。

五　臨床面での架橋可能性

しかし、スピリチュアリティの架橋可能性の追求は、まだまだ前途多難であると言わねばなるまい。その困難さは、とりわけ臨床の現場において痛感させられる。ことに、日本の病院の特殊性を前提として、スピリチュアルケアの普及とその展開を考えた場合、問題は山積していると言えるだろう。そして、そのしわ寄せは、医療弱者である患者（クライアント）へとなし崩し的にもたらされている事実は否定できない。なかでも、スピリチュアルケアに対する病院側の無理解やチームワークに欠けるところでは、職域専門化の美名のもとに患者の心が置き去りにされていると言える。あるいは、ほとんどの地方の公立病院ではチャプレン（病院付聖職者）の不在が常態であって、患者の心をケアする重責は依然として家族やボランティアもしくは現任の看護師に委ねられているのが実態だ。

こうした現状を知るにつれ、正直なところ私は暗澹《あんたん》たる気持ちにさいなまれる。家族崩壊と少子化が着実に進みつつある今日、スピリチュアルケアの普及が喫緊の課題であることに対しては誰も異を唱えることはないと思われるが、その進展は遅々として捗っていないのが現状のようだ。

このようになる原因として、以下の三点を指摘できる。

① 先に見たように、スピリチュアリティに対する語義が多様であり、職域が異なれば、そのニュアンスもおのずと変化することから、それが数字のごとき一語一義の符丁として共有されづらい。したがって、本語の使用に際して、現場で混乱をきたす可能性が高い。

② 日本的な宗教風土の複雑性（良く言えば柔軟、悪く言えば曖昧模糊）に、戦後の宗教忌避の風潮が個々人の価値観として上書きされているため、クライアントは自己の内奥にうずくスピリチュアルなペインやニーズを表明する場合にある種の衒《てら》いを感じる。

③ 経営効率の向上が求められる一方で、実際の医療現場は多忙を極めており、なおかつ、そこでは人的資源の慢性的な不足が見られる。医療の現場は、日本では珍しく労働流動性 (labor liquidity) の高い領域であって、現場の担い手の出入りが激しい。

もちろん、これだけに尽きるものでないことは言うまでもない。

実際には、チャプレンが配属されているような開明的かつ進歩的な病院であっても、自らの宗教的アイデンティティすら判然としない患者が入院してきており、しかも、その患者に対して医療を施す医師や看護師は無宗教の立場を自認している。こうしたケースが日本にはきわめて多い。

このような事情を考慮しただけでも、世界の医療先進国の中で、これほどスピリチュアルケアの実施が困難な国もないであろう。それは、まさに物的な貧困だけではなく、明らかに、ものの考え方の貧困、変化することへの恐怖や不安にも起因していると言えるだろう。

(1) 世界観の質的な差異の確認

では、こうした状況を少しでも改善するためには、一体どのようなことが必要なのか?

まず、各人の宗教信仰の有無や宗教観の相違などを拙速に捨象などせずに、個人間の微細な差異を丁寧に確認する作業から着手することが肝要だろう。どちらかといえば普遍志向の強いスピリチュアリティの観点を最初から用いると、微細な個人の差異や個性がいとも簡単に無視ないしは無化されてしまうことが懸念される。

その際に、先の末木が提案する「世界観の図式」[15]が、きわめて有益な観点を私たちに提供すると言える。

例えば、チャプレンがキリスト者であった場合、そのチャプレンの抱く世界観は、おそらく図1の「キリスト教的世界観の基本的枠組み」のような、「生者は生者との間で隣人愛的な関係を持ちうるとともに、そのような生者の世界は絶対者である神によって創造され、神との関係の中におかれる」[16]あり方となるであろう。

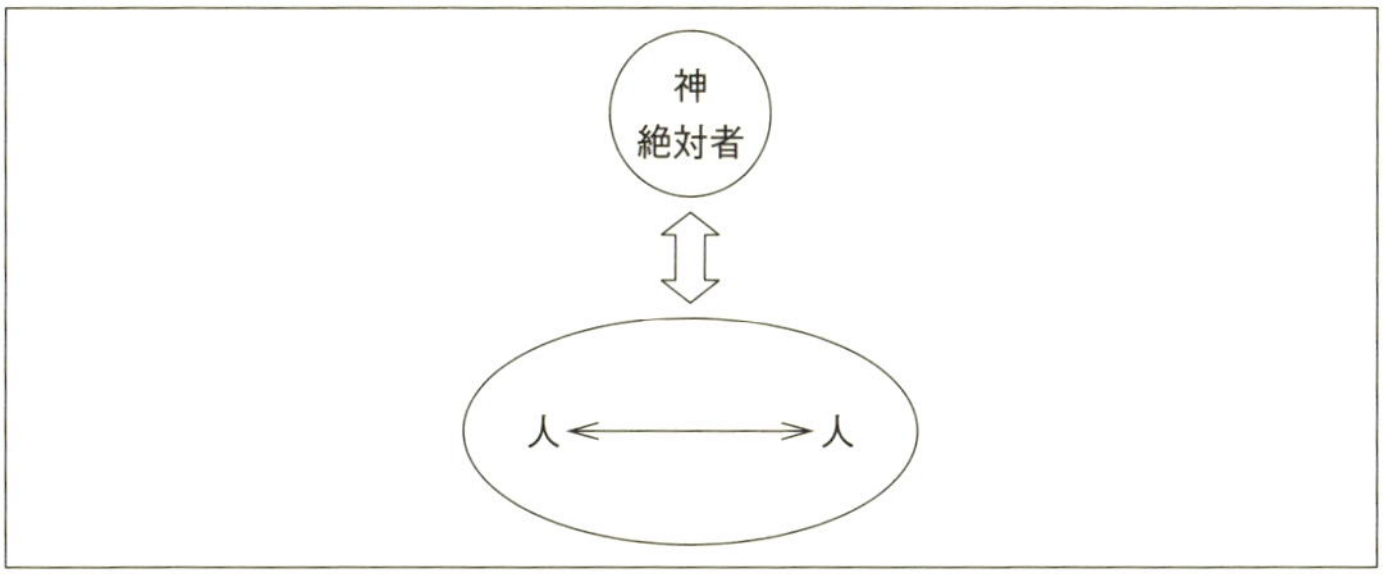

図１　キリスト教的世界観の基本的枠組み

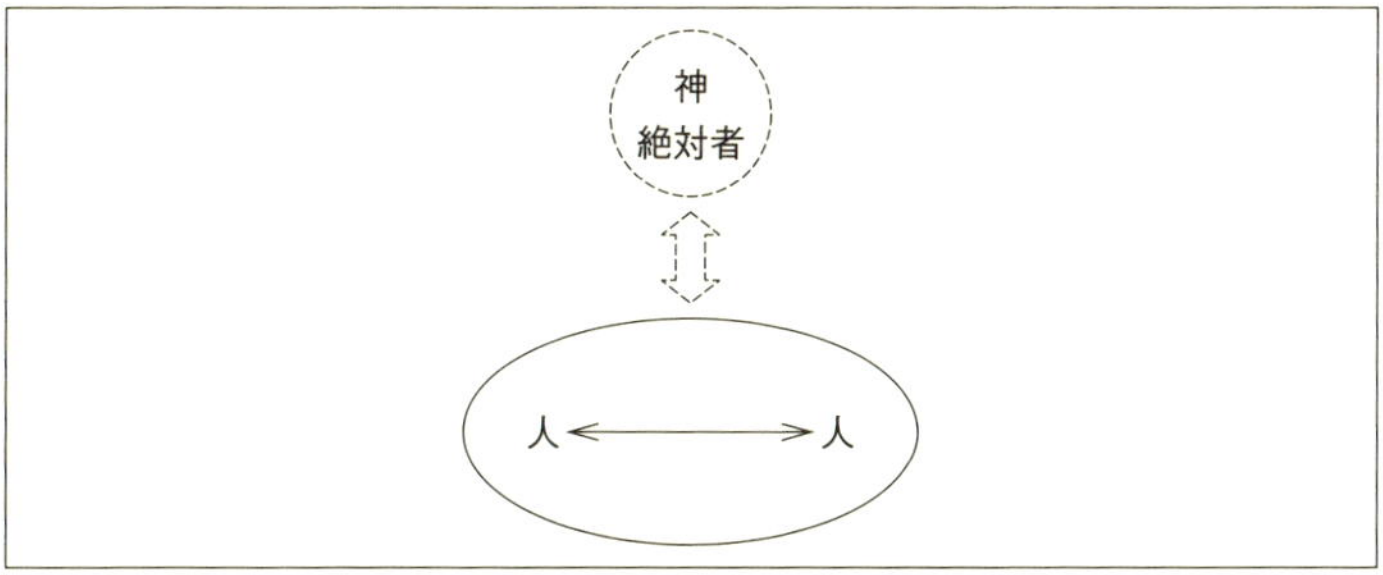

図２　近代的世界観の基本的枠組み

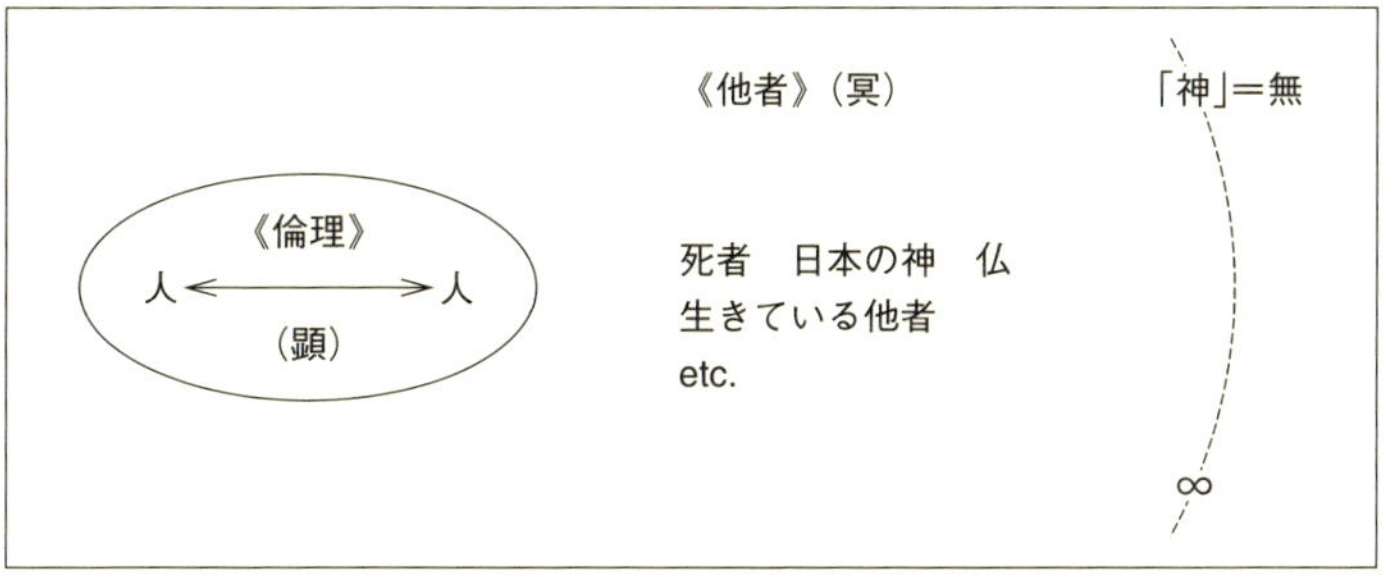

図３　日本宗教に基づく世界観の基本的枠組み

（末木文美士『近世の仏教――華ひらく思想と文化』吉川弘文館、2010年、200頁より。）

一方、無宗教の立場を自認する医療従事者の世界観は、図2の「近代的世界観の基本的枠組み」に当てはまるだろう。それは、図1で見たような「キリスト教的世界観から、「神の死」を経験した近代の世界観であり、絶対者=神は疑わしいものとされ、生者の世界だけが自立するようになる」[17]構造を有したものである。

そして、自らの宗教的アイデンティティすら判然としない患者の世界観は、さしずめ図3の「日本宗教に基づく世界観の基本的枠組み」のような形になるのではなかろうか？

この世界観（図3）は、図1および図2といった「西洋的な世界観に対して、日本の宗教は死者との関係を重視してきた。（中略）死者は生者との関係を失って神の支配下に入るというわけではなく、生者との関係を持ち続けると考えられた。日本の神仏は死者供養や死者崇拝と深く結びついている」[18]ものであって、「一神教的な神は、そのような他者の領域の極限（無限大）において考えられるのであり、通常の言葉で言えば「無」としか言えない」[19]といった点にその著しい特徴を有している。

さらに、この図3で謳われている点は、「死者・神・仏などは、生者の「顕」の世界からはうかがいしれない「冥」の暗闇に深く潜む他者であるが、生者との関係性の中に入り込む」[20]存在であることだ。このことは、「日本宗教」の〈寛容性〉というよりは、むしろ、「キリスト教的世界観」（図1）も「近代的世界観」（図2）も貪欲に飲み込んで、その輪郭すらも溶解させてしまう「日本宗教」の持つ旺盛な〈同化力〉とも換言できる。

例えば、クリスチャンでもない人が、人が死後に訪れるところを平然と「天国」と言ったりする。

こうした場合、知識の有無や言葉に一々とらわれないと言えばそれまでだが、私はやはり日本人の無意識のうちに、（考え方の善し悪しは別として）長い歴史によって培われてきた〈同化力〉のＤＮＡをそこに感じ取る。

このようなことからも、スピリチュアリティの架橋可能性を最も豊かに具有しているのは、あるいは私たち日本人なのではなかろうか？　無論、これは「キリスト教的世界観」や「近代的世界観」といったものを無視することではない。むしろ、こうした世界観をも活かす豊かな土壌を提供する力、それを「日本宗教」が宿しているということである。

そして、この架橋可能性を現に可能ならしめ体現している存在は、この世の「生者」以上に「死せる他者」であるのかもしれない。否、「死せる他者」こそ、その最たる適任者であると言えよう。死者たちもまた、かいがいしくケアの営みに参与・協働しているのだ。

このように、「日本宗教」における「死せる他者」とは、〈超越の次元〉に属するとも、属さないとも、また、「生者」とは絶対的に隔絶しているとも、いないともとらえられる。その意味で、「生者」と「死せる他者」とは、まさに〈不可同〉にして〈不可分〉な関係にある。

先に見た西洋に由来する二つの世界観（図１・図２）は、この見方（図３）とは根本的に異なるものであることは言うまでもない。

日本のホスピスケアを今以上に軌道に載せるためには、このような各人に内在する世界観の質的な差異を丁寧に確認する作業が臨床の現場でも必要となる（現場の対人援助者の燃え尽きを防止する上でも、こうした作業は必要である）。

（2）医療環境におけるタブーの検討

しかし、問題は、ただでさえ死が忌避される「生者」の領域である病院で、いかに「死せる他者」との関係を構築するかにある。今後、日本でのスピリチュアルケアの展開を考える場合、おそらく、こうした問題が中心を占めるものと私は予測している。その点で、従来の病院とは異質な空間であるホスピスは、やはり「死せる他者」との関係が取り結びやすいところであろう。明らかに、そこはこの世での生を離脱するための場所であることが謳われており、他界の存在が予定されているからだ。

また、これらのことと併せて考えておくべき必要があるのは、医療サイドから見た〈タブー〉の問題である。今日、加持《かじ》や祈祷《きとう》なども代替医療として注目されつつあると聞くが、実際のところ、医療現場でどこまでそれが許容されるのか？　これは、スピリチュアリティやスピリチュアルケアの内実を充たす上で不可避の課題だが、その議論もまた難渋を極めることが予想される。先に見た、「死せる他者」を想定することすら、日本の医療環境においてはすでにして〈タブー〉なのだからである。

ただし、この〈タブー〉が生じる局面は、人と人とが接する場合にのみ限られている。人が「死せる他者」もしくは「神仏」と何らかの関係を密かに取り結ぶといった場合は、〈タブー〉といったものはさほど問題とされない。それが病院やホスピスといった、人と人とが接する公的な機関において、何らかの不都合が生じる点で、〈タブー〉は初めて問題視され、やかましく指弾されもする。その意味でも、これはすぐれて倫理的な問題であることに変わりはない。

したがって、こうした〈タブー〉の問題は、今後、医療倫理や臨床倫理との関連で十分な議論を尽くされる必要がある。アメリカなどの例[21]を参考にしつつ、また現場の医療従事者も参画して十全に検討されなければならないテーマの一つである。

六　おわりに

以上、本稿では、窪寺定義によるスピリチュアリティの検討を出発点として、その研究上の問題点を指摘し、さらに原理面と臨床面のそれぞれ二つの側面からスピリチュアリティの架橋可能性を探ってみた。

私たちは、スピリチュアリティやスピリチュアルケアを何ら特別なものにしないためにも、それらが本来的に有する質的な特性に対して、粘り強く解明の光を当て続けていく必要がある。また、そうした地道なプロセスを通じて、初めて「スピリチュアリティの架橋可能性」の展望も拓かれるのではなかろうか？

ところで、スピリチュアルケアの領域は終末期医療だけに尽きるものではない。しかし、読者に（とりわけ医療従事者には）あえて次のことに想像を馳せてもらいたい、「もし自分がホスピス等に入り、余命いくばくもないと仮定するならば、実際にどのようなケアを受けてみたいか」をである（もちろん、「その時にならなければわからない」といった類《たぐい》の回答はここでは一切認められないこととする）。

私なら、同じ死生観を持つ人々に囲まれてケアを享受し、自分の最期を迎えたいと思う。たとえ、大勢でなくても、あるいは血のつながりのない他人同士であっても、その場面では、やはり同じ死生観を持つ人が自分のそばにいてほしい、というのが私の本望だ。そうしてこそ、生と死が境を接し、対を絶する死の瞬間において、「スピリチュアリティの架橋可能性」は紛《まが》う方なき主観的真理として（そこに〈証拠 **evidence**〉などは一切残らないにせよ）、この自己の実存に即したかたちで体認・具現されるのではないだろうか？

こうした私の思いがもはや〈贅沢な望み〉ではなくなる日が、この日本に一日でも早く来てほしい。そのことをひたすらに願って、私はひとまずここに筆を擱《お》くことにしたい。

合掌

注

（1）窪寺俊之『スピリチュアルケア入門』三輪書店、二〇〇〇年、一三頁。

（2）島薗進『スピリチュアリティの興隆――新霊性文化とその周辺』岩波書店、二〇〇七年、四八頁。

(3) 鈴木大拙『日本的霊性』岩波書店、二〇〇六年、八五頁。
(4) 島薗『スピリチュアリティの興隆』、四七、六〇頁。
(5) 同上書、vi頁。［ ］内は筆者の補語。
(6) 鎌田東二『神道のスピリチュアリティ』作品社、二〇〇三年、二〇八―二〇九頁。ここでは、「霊性」をスピリチュアリティとして読み替える。
(7) 末木文美士『哲学の現場――日本で考えるということ』トランスビュー、二〇一二年、九九、一〇九頁。
(8) 同上書、九九―一〇〇頁。
(9) 末木文美士『近代日本の思想・再考Ⅲ―他者・死者たちの近代』トランスビュー、二〇一〇年、二一四頁。
(10) 同上書、二一八頁。
(11) 同上書、二一五頁。
(12) 同上書、二一九頁。
(13) 末木『哲学の現場』、一〇九頁。
(14) 同上書、一一五頁。
(15) 末木『近代日本の思想・再考Ⅲ』、二一六頁。
(16) 同上書、二一七頁。
(17) 同上書。
(18) 同上書。
(19) 同上書、二一八頁。
(20) 同上書、二一七―二一八頁。

(21) 窪寺俊之『スピリチュアルケア学序説』三輪書店、二〇〇七年、付録資料2「チャプレンの健康管理上の役割と重要性」。

スピリチュアルアセスメントとしてのヒストリー法
――「信望愛」法の可能性

窪寺　俊之

一　はじめに

（1）スピリチュアルアセスメントの重要性

スピリチュアルアセスメントの重要性は、日増しに増大している。世界保健機関（ＷＨＯ）の健康概念の改訂案が社会的問題になって、日本でもスピリチュアルケアへの関心が高まった。医療の現場では患者のＱＯＬ（生活の質）を高める方法として、スピリチュアルケアは有力候補になっている。そのために多くの医療者、看護師、社会福祉士をはじめ、宗教学者、心理学者、社会学者、哲学者などがスピリチュアルケアやスピリチュアリティを研究しはじめている。

スピリチュアルケアの本質は、患者の人生の悩みや問題の解決を超越的存在との関係の中で模索するところにある。超越的存在とは、特定の神仏ではなく、個人の内にある神仏を指しているので、患者や利用者の宗教的立場が優先される。つまり、患者の生きる土台や拠り所を患者と一緒に探し出して、その人に適したケアを提供しようとするものである。そこで、その人にあったスピリチュアルアセスメントを現場が求めている。特に、スピリチュアリティが個人の内的世界の出来事であるために、そのアセスメントは多くの課題を抱えている。

　スピリチュアルケアの必要性はＷＨＯの専門委員会報告書では早い時期に提案されていた。[1] ＷＨＯの専門委員会はこの報告書の中で、スピリチュアルケアを受けることを患者の権利として位置づけている。そこで、スピリチュアルケアが適切に行われることが必要となり、そのためのアセスメントが重要となる。複数のアセスメント法がすでに開発されている。例えば、Spiritual Coping Strategies Scale (SCS)[2], Spiritual Health And Life Orientation Measure (SHALOM)[3], Spiritual Health Inventory (SHI)[4], Spiritual Health Locus of Control Scale[5], Spiritaul Involvement and Beliefs Scale–Revised (SIBS–R)[6], Spiritaul Meaning Scale (SMS)[7], Spiritual Needs Inventory (SNI)[8], World Health Organization WHO–QOL SRPB[9] などである。これらの方法の特徴はスピリチュアルペインやニーズを定量化することを目的にしていることである。そのために検査は厳密に実施されなくてはならない。例えば、調査実施前に調査票は倫理委員会の承認を得なくてはならない。実施に当たっては患者の承認を得なくてはならない。調査実施の環境も均一化しなくてはならない。調査後は結果をマニュアルに従った方法で整理しなくてはならない。以上のような条件が満たされる必要がある。T・J・オコナーらの研究によると、臨床現場ではスピリチュアルアセスメントは予想外に実用化が進んでいないという。[10]

本稿は、スピリチュアルアセスメントの一つの方法として、スピリチュアルヒストリー（**Spiritual History**）法を取り上げる。欧米のスピリチュアルヒストリー法については、筆者の別の論文で扱っているので、参照いただきたい。[11] ここではスピリチュアルヒストリー法の一つとして筆者が用いていた「信望愛」法について述べる。

欧米ではスピリチュアルヒストリー法として数種類のものが用いられている。しかし、日本ではスピリチュアルヒストリー法は知られていない。本稿はスピリチュアルヒストリー法の概略を説明し、日本的方法の一つとして、「信望愛」法を提案することを目的としている。

（2）スピリチュアルヒストリー法の特質

スピリチュアルヒストリー法は、簡単な英語の単語の頭文字を用いてスピリチュアルアセスメントに必要な内容を代表させるものである。例えば、C・M・プハルスキとA・L・ローマーは **FICA** 法を開発した。[12] Fは **Faith**（信仰、あなたは何を信じていますか）のF、Iは **Importance**（重要性）

やInfluence（影響、あなたの信仰は健康を回復するのにどんな意味や影響力を持っていますか）のI、CはCommunity（団体、あなたはどこかの教会や宗教団体に入っていますか）のC、AはAddress（告知、あなたは誰から病名を告げられましたか）のAなどである。このように短い単語を覚えていることで臨床場面では簡単に用いることができる利便性を持つ方法である。欧米ではこうしたアセスメント法がいくつも開発されている。[13]

　スピリチュアルヒストリー法として現在欧米で使用されているものにはSPIRIT[14]、FICA[15]、HOPE[16]、FACT[17]などがある。この方法は個人のスピリチュアル史を明らかにすることが主なる目的である。この方法の実施は、患者の了承や調査条件の整備などが必要であるスピリチュアルアセスメント法と比べて非常に簡便である。また、いつでもどこでもすることができる。そのために欧米では医師が個人的使用目的でつくったものが多いことが一つの特徴である。医師が患者のスピリチュアルな情報を得るためのもので、個人のスピリチュアルな生育史、スピリチュアリティの構成要素、ペインの種類などの情報を得るのが目的である。この方法で得られた情報を医療の補助資料として用いたり、場合によっては宗教家の援助を得るためにも用いたりする。

　このような特質を念頭に置いて、本稿では私の個人的経験に立った一つの方法を提案したい。私は、短い頭文字に要約された言葉をチャプレンとして臨床現場で用いていた。この方法は、厳密な意味で患者のスピリチュアルペインやニーズを定量化するための万全な方法ではないが、臨床現場で患者の「スピリチュアリティ史」を知る（情報収集）ためには簡便で有効性がある。ここで言う「スピリチュアル史」にはいくつかの構成要素がある。①患者の生育史、②ペイン、③ニーズ、④形成の過程、⑤文化的要素、⑥宗教団体との関係などを含む広い世界である。

二　「信望愛」法の紹介

（1）鍵となる言葉について

ここでは「信望愛」（しん・ぼう・あい）という頭文字を用いるスピリチュアルヒストリー法を紹介する。この「信望愛」の背景や言語的意味について考察を加えたい。

「信望愛」は『新約聖書』のコリントの信徒への手紙一の一三章一三節にある言葉である。「それゆえ、信仰と、希望と、愛、この三つは、いつまでも残る。その中で最も大いなるものは、愛である」から取っている。[18] この言葉は使徒パウロが紀元五五年ごろ、ギリシャのコリントにある教会に送った手紙の中にある。この手紙の中でパウロは、神が人間に与える賜物について語っているが、その最後に「最も大切なものとして、信仰と希望と愛」を語っている。「信仰と希望と愛」は神が人間に与える賜物ではあるが、それ以上の意味を持っている。キリスト教信者の信仰のあり方を示すものである。神学者のR・B・ヘイズは、信仰と希望と愛はキリスト者の生活を特徴づけるものだと言って、「信仰はイスラエルの神に私たちが向ける信頼である」と述べている。[19]希望は、「私たちが破壊された世が神によって正しい完全さで（ローマ八・一八―三九）回復されるのを熱烈に望むことである。そして愛は究極的に神と一致することを予想させ、恵みによって今私たちに与えられ兄弟姉妹たちと分かちあっている」と述べている。[20]新約学者レオン・モリスは、信仰とは「神に信頼し、委託すること」であり、[21]希望とは「大いなる、自分の内に住む一つの現実であると分かることである」。[22]そして、「神は愛しておられる」[23]と述べている。愛とは神が私たちを愛していることを知ることであると言えよう。宗教改革者J・カルヴァンは、信仰とは、「神の聖なる御旨に関する認識であり、わたしたちは、宣教の働きを通じてこの認識を得るのである」[24]と言う。希望とは「信仰における忍耐にほかならない」[25]。愛は「他人にまで及んで行くのである。……愛が永続するものであって、現に教会をまもり育てて行く……愛には、人を義とする力もより多くある」[26]と言う。また、カトリックの聖書注解には、「『信仰・希望・愛』は、人間を永遠の世界に結び付け、永遠の存在者たる神と人間との人格的一致をもたらすものである」[27]とある。この説明によれば、信仰・希望・愛がスピリチュアルな存在者たる神と人との人格的な関係を生み出す鍵だと解することができる。

以上三人の神学者とカトリック教会の解釈を概観した。これをまとめると表1のようになる。

①「信」は信頼、委託することである。また、目に見ることのできないものの認識であり、人と神と

	ヘイズ	モリス	カルヴァン	カトリック註解
信	神への信頼	信頼、委託	神の聖旨の認識	神と人との人格的関係を生み出す鍵
望	状況（破壊された世）、神との関係回復への熱望	神の現実を知ること	信と忍耐	
愛	分かち合い	愛されている現実の認識	他者への働きかけ、人を育てる力	

表1　信望愛の意味

の関係をつくる鍵。そして「信」には信ずる対象である「神」と信ずる「内容」の聖旨（神の考え・命令）がある。また、信ずる対象は神であり、また、神に委託することである。

②「望」はなぜ望むのかの「理由」がある。いのちの本来的あり方が崩壊しているために望みを持つ（理由）。何を望むのか（内容）があり、「望」には信仰と忍耐（方法）が必要である。

③「愛」は他者への働きかけ、分かち合いである。また、自分が愛されている（愛の対象）こと、自分が他の人を愛する（愛の実行者）ことが含まれる。また、愛は人を生かす力である。

このような神学者のコメントの分析から、「信望愛」が持つ特徴が明らかになる。これ以上の聖書解釈的議論は本稿の目的を超えるのでここではしない。スピリチュアルヒストリー法として「信望愛」を用いる時の患者のニーズの認識能力を高めることが目的である。

「信望愛」はキリスト教の聖書の言葉であるために、キリスト信者のみに適応されるものではないかとの懸念を持たれるかもしれない。

しかし、「信望愛」は人間が人間として生きるための基本的条件を示している。つまり人間の基本的なスピリチュアルなニーズ（必要）があらわれているとも言える。私の経験では、キリスト教徒だけに限らず、人間が病、死、挫折、失敗などに直面したときのスピリチュアルなニーズ（必要）が、ここにあると実感している。この三つの頭文字は、患者のスピリチュアルヒストリーを知るための一つの道具として有効だと言ってよい。

（2）メリットとデメリット

この方法を臨床で使う際に注意しておくことがある。次の三つである。

①情報収集

患者のスピリチュアルな世界の様子を知るものである。

②ペインおよびニーズの発見法

患者のスピリチュアルなペイン、ニーズ、生育史や文化的背景などを探る目的で用いる（アセスメント方法）である。

③ケア法

スピリチュアルヒストリー法を用いるとき、単に情報収集で終わってはならない。常に患者へのケアのための方法であることを頭に入れておくことが望ましい。スピリチュアルヒストリー法の本来の目的は、患者の全人的ケアのための補助手段であることである。その際、患者のスピリチュアルペインやニーズに応える方法をいつも念頭に置くことが重要である。自分自身がスピリチュアルケアをする場合もあるが、他のスタッフが行う場合もある。そこで、ケース・バイ・ケースで、誰が（who）、いつ（when）、どこで（where）、何をもって、どの方法で（how）ペインやニーズに応えるのかを探る必要がある。患者のペインやニーズに病院の医療スタッフで対応できるかどうかを判断して、チームとしてスピリチュアルケアを提供することになる。

このスピリチュアルヒストリー法のメリットは、患者の特別の承諾を得る必要がなく、いつでもどこでも臨機応変に行うことができることである。[28] 臨床で必要な情報収集の際に重要なのは、患者の物語（ナラティブ）を引き出すことである。そのためには、患者との信頼関係形成が不可欠であり、医療者の誠実さ、思いやり、謙遜などが患者のスピリチュアルヒストリーを聴き出す重要な要因である。この方法は定量化を目的にするスピリチュアルアセスメント法と比べて、患者の時間的、精神的負担は軽い。しかし、弱点は、ペインやニーズを定量化するものではなく、必要な情報収集が主なる目的になることである。そして、その情報も断片的であったり、とりとめのない会話から必要な情報を収集することもある。そのために科学的客観性が担保されない。

三 「信望愛」法の実際

筆者が用いていたスピリチュアルヒストリー法としての「信望愛」法について以下、頭文字の順に説明する。

(1)「信」

1 「信」のアセスメントの必要性

襲ってきた病や死に押しつぶされて、人生がまったく信じられなくなったと嘆く人がいる。「もうすべてのことが信じられない」「神も仏もいない」という訴えは、神仏への信仰や希望を失った嘆きである。「もうどうなっても構わない」という叫びは自分の人生設計が信じられなくなった嘆きの表現である。これらの嘆きや叫びは、すべてのことが信じられなくなった証左と言える。「裏切られた」「何も信じられない」「早く死にたい」「生きる意味がない」なども、信じるものを失った嘆きを示しているかもしれない。「信じるもの」があって、人生は安定し、将来に向かって進めるのである。そこで大切なのは、「信じられるもの」の再発見と「信じる能力」の回復が必要になる、ということである。そこに「信」の問題がある。

2　「信」の多様性

ここで「信」に代表される意味を挙げて説明する。

①信仰・宗教信仰（畏敬、信仰）

既存の宗教を持つ患者には、その宗教について尋ねる。キリスト教か、仏教か、神道か、あるいは新興宗教、土着の宗教、あるいは日本の風習（七五三、初詣など）への「信仰」か。

②信念・確信・自信（自信、自己肯定、確信）

既存の宗教を持たないが、非常に個人的な信仰を持つ人もいる。また、信仰の対象（神仏など）はないが、信念を持つ人もいる。その信仰や信念の内容を聞かせてもらう。その人の個人的物語（ナラティブ）を聞くことで、その人の人生を支えているスピリチュアリティが見える。

③信頼・信用

両親、恩師、友人を信じて、それを梃《てこ》にして人生を生きている人も多い。特に明確な宗教や信念は持たなくても、祖父や祖母を人生の手本、模範として、その生き方を自分の生き方にしている人も多い。そのような人の場合は、祖父、祖母の生き方を聞き出すことで本人の生き方を見いだすことができる。祖父母の生き方と本人の生き方が重なっているからである。

④運命への信頼

既存の宗教も個人的信念もないが、自分の運命への漠然とした信頼を持っている人もいる。運命の厳しさに直面しても必ず良いことも来ると信じるのは、運命への信頼と言える。

3 「信」のアセスメント

スピリチュアルヒストリー法でのアセスメントは厳密な意味での評価ではない。どのような信仰や信念を持っているかを聞き出す方法である。次のような質問は「信」の内容を引き出す助けになる。

（ ）内は解答の例。

①信じている宗教の有無

*信じる宗教がありますか（キリスト教、仏教、その他）

*どんなことを信じていますか（神仏、その他）

*その信仰から何を得ていますか（元気、慰め、励ましなど）

②個人的信念

*お墓参りや先祖の供養等をしていますか。仏壇などはありますか。

*個人的に信じているものはありますか

（「特定の宗教は持っていないが、毎朝、お陽様を拝んでいる」など）

*どんなことを人生のモットーにしていますか（「一日一善を心がけている」など）

*人生を支えている信念のようなものがありますか

（「人生には良いこともあれば悪いこともある」「つらい夜も必ず明け、朝はくる」など）

③誰か信頼（信用）する人はいますか

＊頼りになる人はいますか（両親、友人など）

＊誰を信頼（信用）していますか（両親、友人など）

4 「信」へのケア——信じる力の回復

「信」へのケアで重要なのは、「信」の能力を見いだして、励まし、強めることである。また、そのために、「信」のケアで重要なことは三つある。「信」の対象、内容、方法の明確化である。

①「信」の対象を明確にする

スピリチュアルヒストリー法では、その人のスピリチュアルな世界の開示を助けることが大切である。「信」の対象として、「神仏」、「自分」、「他人」の三つがある。

信ずる対象として神仏を持つ人もいる。信ずる対象を明確にはできなくても、自分は人生（運命）を信じると告白する人もいる。また、両親や恩師などを挙げるケースもある。それらの人は信ずるものがあるので危機を乗り切る力を得ている。

信じる対象を明らかにすることは大切である。見つけ出したらそれを強化することがケアである。

②「信」の内容を明確化する

「信じる内容」とは信仰の内容である。臨床では、信じる内容を明らかにすることが重要になる。例えば、キリスト教の「神」を信じている人でも、その神が「厳しい裁きの神」の人もいれば、「愛の神」の人もいる。特に人生の危機に直面したときには、それまでの神観が力にならないかもしれない。そこで、現状の中で神をどう認識しているかを明確化する必要が出てくる。また、「友人を信じていた」という人は、友人の何を信じていたのか。友人の言葉か、人格か、友情か、親切か。それを明らかにすることからケアが始まっていく。

③信じる能力を支持する

スピリチュアルヒストリー法は信頼する力の回復を目的にした補助手段である。信ずる対象や内容が明確になった後は、それを強化することが重要である。成功体験は自信を強化するのに有益である。信じる力の回復の第一は、本人の考え、感じ、意見等がそのまま肯定されることである。例えば、患者の体験をしっかりと受けとめることで患者は人を信じられるようになる。このような体験は人格が認められたという実感となり、信じる能力を育てることにつながっていく。

信ずる力を育てるために、まず、本人が信じられていることを体験できるように、寄り添い、本人のつらい物語に耳を傾ける必要がある。そうすることで自分を心にかけてくれる人がいることを体験する。

「信じる能力」を失った人は、挫折、失敗などの経験が原因であることが多い。その時には、その挫折、失敗の内容を聞かせてもらい、挫折体験のどこに回復の道があるかを探る。患者に共感し寄り添いながら、患者の語り（ナラティブ）を聞くことが重要である。物語を語ってもらうことで、失ったものが何かを意識化でき、信仰の力を回復することにつながっていく。

（2）「望」

1 「望」のアセスメントの必要性

「早くお迎えがくればいい、もう生きていても仕方がない」「先が真っ暗で不安だ」「この先、これ以上人に迷惑をかけたくない」と嘆き訴える患者がいる。自分の人生に「希望」が持てないことへの嘆きである。人は希望がなくなっては生きられない。また、人の重荷になることには耐えられない。たとえ、病を負って身体的苦痛や精神的苦痛があったとしても、明日への希望があれば、耐える力にはなる。

多くの患者は、病気になり身体的苦痛が襲い、死の接近を感じて深い挫折感、絶望感、虚無感にとらわれ、生きる希望を失う。つまり、患者の心は希望を奪い取られた状態になる。希望の回復、あるいは新しい希望の発見が必要である。

2 「望」の多様性

「望」に代表される意味は広く、次のような言葉で示される。

①希望

死後の世界の希望がある。天国、極楽浄土などへの希望。

②期待

祖父母や両親など先に亡くなった人との天国での再会を期待。

③願望、欲望

死ぬまでにすませたいこと（財産整理や家族間の和解など）

④夢・幻

遠い将来の楽しみなど（孫の成長、世界平和実現、科学の進歩など）

⑤頼み

家族、医師に頼みたいこと、死後にしてほしいこと（遺体を献体する、密葬にしたいなど）

3 「望」のアセスメント

スピリチュアルヒストリー法のアセスメントは患者の希望や期待などを聞き出して、その内容を明確化、言語化する方法である。希望などの内容は個人によって大きく差があり、かつ個別性が強い。患者の内面世界にかかわるものなので患者に十分語る時間を準備する必要がある。

①希望

＊死後の世界に希望を持っていますか（天国、極楽浄土など）
＊神様や仏様に何を希望しますか（私が死んだあと、家庭を守ってほしい）

②期待
＊人生に期待していることがありますか（みんなが平和に暮らせること）
＊これからどんなことがあったらいいと期待していますか（痛みが和らぐこと）

③願望、欲望
＊死ぬまでにすませたいこと（完成させたいこと）などありますか（仕事の完成）

④夢・幻
＊将来の楽しみなどありますか（家族旅行）
＊将来の夢などありますか（両親の墓参り、天国での親しい人との再会）

⑤頼み
＊家族、医師に頼みたいことなどありますか（死後のこと、財産分割など）
＊誰かに頼んでおきたいことなどありますか（葬儀のことなど）

このアセスメントで留意すべきことが二つある。時間性と関係性である。

時間性。「望」は一般的に過去、現在、未来がかかわる。つらい苦しい過去があり、現在の思いがあり、未来への希望がある。過去、現在、未来の時間系列の持つ意味の大切さを心にとめておくとよい。

関係性。「望」は個人的事柄もあるが、自分にかかわる集団、社会などにもかかわることもある。人間関係にかかわるものが多いので、患者の人間関係について語ってもらうことがよい。

4 「望」へのケア——希望や期待などの回復

「望」のケアでは患者の希望や期待などを回復することが大事である。スピリチュアルヒストリー法の基本的方法は回想法である。この回想法を有効に用いることは賢明である。

「望」へのケアで回想法を用いる場合、患者の最も輝いていた時期を回想してもらうとよい。輝いていた内容、それにまつわる事柄など具体的に回想することで、当時の感動がよみがえる経験をする。(29) 本人が自信や自己肯定感を取り戻すきっかけになれば、ケアとして有効だと言える。

「望」は大きなテーマを考えがちであるが、小さなものでよい。草花を育てること、途中まで描き上げた絵を完成すること、生まれた故郷を訪問することなど、非常に些細なことでもよい。また、孫の成長、事業の成功、友人の訪問、死後の両親との再会など。患者の夢や願望を育てて、生きる力になるケアを行うことがスピリチュアルヒストリー法の目的である。

「望」の喪失には、その背後に厳しいつらい現実があることが多い。そこで患者の人生物語を引き出す際には、患者の魂のニーズ、ペイン、不満、怒りが表出される。それをしっかりと受けとめながら、患者に語ってもらうことが重要である。

(3)「愛」

1 「愛」のアセスメントの必要性

「もう私のことなど誰も愛していない」「人生は結局ひとりぼっちだ」「寂しい」と嘆く患者が多い。現代社会の忙しさや個人主義的価値観は、重篤な患者や病人には、孤独や寂しさをもたらすものである。それは愛の飢えを与えている。欧米のスピリチュアルヒストリー法には、ここでの「愛」に相当する項目はない。私は臨床の場でこの「愛」が重要な働きをしていると感じている。特にスピリチュアルケアの目的が「癒やし」であることを考えると、「癒やし」をもたらす最大の力は「愛」にあると考えている。この「愛」への気づきを引き出して、ケアにつなげることが最大の課題である。

2 「愛」の多様性

①愛・愛情・友情

「愛」には、神の愛や両親の愛情、友人の思いやり、いたわり、配慮、他者に気にかけられている、祈られているなどが含まれる。

②思いやり・いたわり

患者は重篤な病気や死の危機に襲われると、人々の関心や関係から取り残されたと感じてしまい、不安、恐怖、孤独、虚無感に襲われた状態になる。「愛」は思いやり、いたわりなどのかたちであらわれる。

③善意・好意、関心

「愛」は人の善意、好意、関心というかたちでも表現される。言葉や行為という目に見える行為だけではなく、見えない善意にも愛の表現がある。

3 「愛」のアセスメント

スピリチュアルヒストリー法のアセスメントは患者の愛の認識を明確化、言語化する方法である。その際、大切なことが三つある。①患者が愛されているという「認識」の有無、②「誰」から愛されているのか、また誰を愛しているか。③愛の「内容」を明らかにする（アセスメントする）。[30] この三つのことに注意しつつ、具体的アセスメントは次のようになる。

①愛・愛情・友情

＊神や仏の愛や慈悲を感じていますか

＊神仏を愛していますか

＊両親の愛情を感じたことはありますか
＊両親の愛情をどんなときに感じましたか
＊誰かを愛していますか
＊心から愛している人がいますか

②思いやり・いたわり
＊誰かから思いやりを受けたことはありませんか。その時どんな気持ちでしたか
＊人から優しくされた経験はありますか
＊困ったときに助けられたことなどありませんか
＊誰かのことを心配していますか

③善意・好意
＊善意や友情を感じたことはありますか
＊人の好意に感激したりしたことはありませんか
＊誰かを助けたことがありますか

④関心
＊人から関心を持ってもらったことはありませんか

4 「愛」へのケア――愛の能力を取り戻す

不安、恐怖、孤独、虚無感に襲われている。それは人々の愛を失った状態である。ここで重要なのは「愛」には自分が愛する主体である場合と愛の対象となる二つのケースがあるということである。自分が愛の客体である場合、例えば、両親、兄弟姉妹、友人から愛されたことはないか。神仏、運命からの不思議な配慮を感じたことはないか。過去の人生を振り返る（ナラティブ）ことがケアでは大切である。愛の客体になっていた場合、多くの人の善意、親切、苦労があったことに気づくように促す。つまり、患者の意識のないところにも目に見えない善意があったことに気づくようにすることである。また、人間は自然の摂理や法則の中で生きているということや、自分の意識を超えたものの中で人生は営まれているということに気づくと、新しい世界が開かれていく。

本人が愛する主体になっている場合がある。一人娘を事故で失った父親が寂しさや虚しさを訴えたとき、それを「愛」の問題として認識することがアセスメントである。愛する娘を失うことは「愛する対象」を失うことである。人を愛することは、自分の存在価値を認識する方法である。愛する対象があることは、自分の価値を確かめるために非常に重要である。愛のケアでは積極的に愛するものを見つけ出すように援助することが大切である。

（4）患者の物語（ナラティブ）を引き出す

以上、「信望愛」によるスピリチュアルヒストリー法について述べた。「信愛望」という三つの頭文字を軸にして患者の物語を紡ぎ出すのである。それぞれの言葉は幅のある内容を持っている。したがって、アセスメントする人が、自分の中でイメージを広げることが望ましい。患者・家族に寄り添いながら、その人の「信望愛」を掘り起こしてエンパワーすることが臨床現場では助けになる。

繰り返しになるが、「信望愛」について形式的に尋ねるのはあまり意味がない。むしろ、信頼関係を第一に心がけることが大切である。信頼関係が患者の物語（ナラティブ）を引き出す動因になる。そこから①患者の悩み、課題、苦痛、疑問などを探り、②寂しさ、孤独、不安、恐怖など心理的要因を探り、③「信望愛」の内容を探り出すことができ、スピリチュアルケアにつなげることができる。臨床現場では患者の物語を引き出すことにケア者の力量が試される。ケア者の人格的暖かさやスピリチュアルな感性、人間への深い洞察や理解などが、物語を引き出して、それがスピリチュアルケアにつながっていく。

四　むすび

ここに述べた「信望愛」法は、欧米で用いられているスピリチュアルヒストリー法に学んでつくられた日本版スピリチュアルヒストリー法である。これは私の個人的体験に立つ方法であって科学的に実証されていない。これは欧米の方法でも同じである。私自身の個人的方法で患者との会話を活性化させて、患者の魂の遍歴を知る方法である。今日、医療、看護、介護、教育の場で、魂の苦痛を積極的に受けとめてケアすることが強く求められている。確かにスピリチュアルアセスメント法はいくつもつくられたが、臨床現場では実用化されていない。しかし、スピリチュアルニーズがあることは臨床現場では明らかである。そこで、ここで述べたようなスピリチュアルヒストリー法を使うことは、患者のスピリチュアルペインやニーズを明確化する手段になりうる。ここで述べた「信望愛」法は患者の魂の問題を知る一つの方法としては有効である。スピリチュアルヒストリー法を用いてスピリチュアルケアにつなげてほしいと願っている。

注

（1） WHO Technical Report Series No. 804, Cancer pain relief and palliative care, 1990.「世界保健機関専門委員会報告804号」。世界保健機関編『がんの痛みからの解放とパリアティブ・ケア――がん患者の生命へのよき支援のために』金原出版、一九九三年、五頁。

（2） Baldacchino, D. and Buhagiar, A., Psychometric evaluation of the Spiritual Coping Strategies scale in English, Maltese, back-translation and bilingual versions. *Journal of Advanced Nursing*,

42(6), 558–570, 2003.

(3) Fisher, J., Developing a spiritual health and life-orientation measure for secondary school students. In J. Ryan, V. Wittwer & P. Baird (eds.), *Research with a regional/rural focus: Proccedings of University of Ballarat Annual Research Conference, 15 October 1999*. Victoria, Australia; University of Ballarat, 1999, pp. 57–63.

(4) Highfield, M.F., Spiritual health of oncology patients: Nurse and patient perspectives. *Cancer Nursing*, 15(1), 1–8, 1992.

(5) Holt, C., Clark, E.M. and Klem, P.R., Expansion and validation of the spiritual locus of control scale: Factorial analysis and predictive validity. *Journal of Health Psychology*, 12(4), 597–612, 2007.

(6) Hatch, R.L., Burg, M.A., Naberhaus, D.S. and Hellmich, L.K., The Spiritual Involvement and Beliefs Scale: Development and testing of a new instrument. *Journal of Family Practice*, 46, 476–486, 1998.

(7) Mascaro N., Rosen, D.H. and Morey, L.C., The development, construct validity, and clinical utility of the Spiritual Meaning Scale. *Personality and Individual Differences*, 37, 845–860, 2004.

(8) Hermann, C.P., Development and testing of the spiritual needs inventory for patients near the end of life. *Oncology Nursing Forum*, 33(4), 737–744, 2006.

(9) World Health Organization WHO–QOL SRPB Group, A cross-cultural study of spirituality, religion and personal beliefs as components of quality of life. *Social Science and Medicine*, 62, 1486–1497, 2006.

(10) O'Connor, Thomas St. James, Meaker, E., O'Nwill, K., Penner, C., Van Staalduinen, G., Davis,

K., Not Well Known, Used Little and Needed: Canadian Chaplains' Experiences of Published Spiritual Assessment Tools. *The Journal of Pastoral Care and Counseling*, 59(1–2), 97–107, 2005.

（11） 窪寺俊之「スピリチュアルアセスメント――経験知は有効か」『聖学院大学論叢』第26巻第1号、二〇一三年、一三五―一五三頁。

（12） Hanks, Geoffrey, Nathan I. Cherny, Nicholas A. Cristakis, Marie Fallon, et al., *Oxford Textbook of Palliative Medicine*, Oxford, 1993, p.1407.

（13） 同上書、p.1406. Wilfred McSherry and Linda Ross, ed., *Spiritual Assessment: in Healthcare Practice.* M&K publishing, 2010, p.99.

（14） Maugans, Todd A., The SPIRITual history. *Archives of Family Medicine*, 5, 11–16, 1996.

（15） Puchalski, C.C.M. and Romer, A.L., Taking a spiritual history allows clinicians to understand patients more fully. *Journal of Palliative Medicine*, 3(1), 129–137, 2000.

（16） Anandrajah, G. and Hight, E., Spirituality and medical practice: Using the HOPE questions as a practical tool for spiritual assessment. *American Family Physician*, 63(1), 81–89, 2001.

（17） LaRocca-Pitts M., FACT: Taking a spiritual history in a clinical setting. *Journal of Health Care Chaplaincy*, 15(1), 1–12, 2008.

（18） 『聖書　新共同訳』日本聖書協会、二〇一二年。

（19） Hays, Richard B., *First Corinthians: Interpretation: A Bible Commentary for Teaching and Preaching*. John Knox Press, 1997. Ｒ・Ｂ・ヘイズ『現代聖書注解　コリントの信徒への手紙１』焼山満里子訳、日本キリスト教団出版局、二〇〇二年、三七三―三七四頁。

（20） 同上。

（21） Morris, Leon, *Tyndale New Testament Commentaries, The First Epistle to the Corinthians.* Inter-

Varsity Press, 1958. レオン・モリス『ティンデル聖書注解　コリント人への手紙第1』村井優人訳、いのちのことば社、二〇〇五年、二二五頁。

(22) 同上書、二二六頁。

(23) 同上。

(24) Calvin, Jehan, *Commentaires de Jehan Calvin sur le Nouveau Testament*, tome Troisième. Librairie de Ch. Meyrueis et Compagnie, 1855, pp.269-516.『カルヴァン新約聖書註解Ⅷ　コリント前書』田辺保訳、新教出版社、一九六〇年、三一一頁。

(25) 同上。

(26) 同上。

(27) フランシスコ会聖書研究所訳注『聖書　原文校訂による口語訳パウロ書簡第二巻　コリント人への第一の手紙　コリント人への第二の手紙』中央出版社、一九六三年、一三三頁。

(28) 一般にアセスメント質問用紙を用いる方法は、患者と面会して質問する前からいろいろの準備が必要である。まず患者の承諾の確認から始まる。また、アセスメント用紙は病院の倫理委員会での承認を受ける必要がある。そして、スピリチュアルアセスメント用紙では質問項目を追うかたちでアセスメントが行われるので、肉体的衰弱や精神的集中力を失った人には負担が大きすぎる。質問項目が患者に理解しにくい時などがあり、患者にとって精神的負担になる。

(29) この回想法は時によると自慢話に聞こえることもある。自慢話の裏に深い劣等感や自信喪失があることもある。したがって、自慢話でも、自尊心、自信、自己肯定感を取り戻すことにつながり、癒やしにつながっていくことがある。スピリチュアルケアの目的は「癒やし」であることを考えると、自慢話であっても、そこに「癒やし」が見られるならば、それは有益に働いていると考えてよい。時には自慢話が非現実的になることもあるが、異常な妄想にならないように注意する。

（30）「愛」のアセスメントで注意する点は、「愛」には二つのことが含まれていることである。本人が愛されていることの認識の問題と、本人が人を愛する体験の問題である。キリスト教では特に、他者への愛を重視している。ヨハネの手紙一　四章一一節「神がこのようにわたしたちを愛されたのですから、わたしたちも互いに愛し合うべきです」。

あとがき

聖学院大学にスピリチュアルケア研究室が発足して以来、日本を代表するスピリチュアルケアの研究者、臨床家に多くの貴重なご講演をしていただきました。その一つ一つは新しい洞察と新鮮な感動を与えるご講演でした。それをまとめて〈スピリチュアルケアを学ぶ〉シリーズとしてすでに四冊出版してきました。今回も三つの講演と二つの原著論文を加えて、第五集を出版することができましたが、ご協力くださった皆様にお礼を申し上げます。

物質的価値観や競争主義が蔓延して、人々は閉塞感や刹那主義になっています。人々は疲れ果て、社会は乱れ、世界には争いが絶えません。人は恐れるものを失い、存在の根拠を失いつつあります。既存の宗教への人々の関心が薄れ、人生の目的や生きる意味を失っています。医療、看護、介護、福祉、教育の分野で、今、人間の理性を超えた視点からの「いのち」の見直しがなされています。宗教とは別の枠組みから見るスピリチュアルな視点が注目されています。今回、山形謙二先生、山崎章郎先生、川越厚先生のご講演がまとめられ、小森英明先生が原著論文「スピリチュアリティの架橋可能性をめぐって」を投稿してくださいました。また、聖学院大学総合研究所副所長・所長代行の阿久戸光晴先生が「はじめに」でスピリチュアルケアの新しい方向性を示してくださっています。スピリチュアルケアを社会的政治的レベルで考える視点です。ここに掲載したそれぞれの論考が、いのちの意味や将来の社会のあり方を考える糧になることを願っています。

この第五集の制作にあたって聖学院大学出版会の方々には大変お世話になっています。特に、木下元課長と花岡和加子氏にはお世話になりました。花岡氏の編集者としての堅実で経験豊かな知恵がこのような出版を可能にしていることを感謝したいと思います。

窪寺　俊之

付　記

本書のもととなった講演会は下記のとおり。

二〇一二年度

第二回　二〇一二年十月十九日

山形謙二（神戸アドベンチスト病院院長）「スピリチュアルケア――ホスピス医療の現場から」聖学院大学ヴェリタス館教授会室、参加者六一名。

第三回　二〇一三年一月二十四日
山崎章郎（ケアタウン小平クリニック院長）「ホスピスケアの目指すもの――ケアタウン小平の取り組み」聖学院大学ヴェリタス館教授会室、参加者五〇名。

二〇一三年度
第一回　二〇一三年四月二十六日
川越　厚（医療法人社団パリアン理事長、クリニック川越院長）、「ホスピスケアと医の原点」、聖学院大学ヴェリタス館教授会室、参加者五五名。

二〇一三年度には、つづいて下記の講演会が開催されたが、その内容は第六集に掲載の予定である。

第二回　二〇一三年十月二十五日
細井　順（公益財団法人近江兄弟社　ヴォーリス記念病院ホスピス長）「いのちを育

むホスピスケア――死にゆく人たちに生かされて」聖学院大学ヴェリタス館教授会室、参加者五九名。

第三回　二〇一四年一月十七日
大西秀樹（埼玉医科大学国際医療センター精神腫瘍科教授）「がん医療の現場からみたこころの問題」聖学院大学ヴェリタス館教授会、参加者五四名。

研究会は、通常、一時間三〇分の講演と四〇分の質疑応答からなっている。本書の原稿は、実際になされた講演の録音から文字を起こしたものの文章を整え、見出しをつけ、講師が使用した数多くのパワーポイントの図表から選択し、また作成しなおした図表を入れるという編集作業を行ったものである。研究会の質疑応答では、「質問票」にご記入いただいた参加者からの質問を司会者が時間内に収まるように取捨選択し、答えている。講師の応答では、講演では触れられなかった観点・論点が出され、議論が深まることもあるので、質疑の部分も収録できればよいが、編集の都合上、残念ながら講演部分のみになってしまう場合が多いことをお断りしておきたい。

（聖学院大学出版会編集部）

著者紹介（掲載順）

阿久戸　光晴（あくど　みつはる）

学校法人聖学院理事長兼院長。聖学院大学教授。聖学院大学総合研究所副所長・所長代行。

一九五一年生まれ。一橋大学社会学部・法学部卒。住友化学工業株式会社勤務を経て、東京神学大学博士課程前期修了後、米国エモリー大学神学部大学院ほかに学ぶ。その傍ら聖学院大学および聖学院アトランタ国際学校開設業務を担当。その後、聖学院大学宗教主任兼助教授、教授、聖学院大学学長を経て現職。その他、日本聖書協会新翻訳事業検討委員、荒川区不正防止委員会委員長など。

【著書】『近代デモクラシー思想の根源』、『説教集　新しき生』、『ヴェーバー・トレルチ・イェリネック』（共著）、『神を仰ぎ人に仕う』（共著）、『キリスト教学校の形成とチャレンジ』（共著）、The Church Embracing the Sufferers, Moving Forward : Centurial Vision for Post-disaster Japan : Ecumenical Voices（共著）、ほか多数。

山形　謙二（やまがた　けんじ）

神戸アドベンチスト病院院長。

一九四六年生まれ。一九七二年東京大学理学部卒。一九七六年米国ロマリンダ大学医学部卒、同大学メディカルセンターにて内科専門医課程修了。米国カリフォルニア州サンバナディノ郡上級公衆衛生官（Senior Public Health Officer）を務めた後、一九八一年神戸アドベンチスト病院内科医長。一九九二年同病院に兵庫県下初のホスピス病棟を開設。一九九五年同病院副院長・内科部長。二〇〇一年より現職。米国ホスピス緩和医療学専門医、米国ホスピス緩和医療学会会員、日本緩和医療学会暫定指導医、日本スピリチュアルケア学会評議員、日本ホスピス在宅ケア研究会評議員、兵庫緩和ケア研究会世話人、など。

【著書】『隠された神――苦難の意味』（キリスト新聞社、一九八七年）、『人間らしく死ぬということ――ホスピス医療の現場から』（海竜社、一九九六年）、『ホスピス入門――その全人的医療の歴史、理念、実践を考える』（共著、行路社、二〇〇〇年）、『負わされた十字架――逆境の中で』（キリスト新聞社、二〇〇九年）、『いのちをみつめて――医療と福音』（キリスト新聞社、二〇一〇年）、など。

山崎　章郎（やまざき　ふみお）

在宅診療専門診療所ケアタウン小平クリニック院長。聖ヨハネホスピスケア研究所所長。

一九四七年福島県生まれ。一九七五年千葉大学卒業、同大学病院第一外科、一九八四年より千葉県八日市場市(現匝瑳市)市民病院消化器科医長、一九九一年より聖ヨハネ会桜町病院ホスピス科部長を経て、二〇〇五年より在宅診療専門診療所ケアタウン小平クリニック院長。日本ホスピス緩和ケア協会理事、日本死の臨床研究会事務局長など。

【著書】『病院で死ぬということ　正・続』(主婦の友社)、『僕のホスピス1200日――自分らしく生きるということ』(文芸春秋)、『河邉家のホスピス絵日記』(共著、東京書籍)、『新ホスピス宣言――スピリチュアルケアをめぐって』(共著、雲母書房)『病院で死ぬのはもったいない』(共著、春秋社)など多数。

川越　厚(かわごえ　こう)

医療法人社団パリアン理事長、クリニック川越院長。

一九四七年山口県生まれ。一九七三年東京大学医学部卒業。茨城県立中央病院産婦人科医長、東京大学講師、白十字診療所在宅ホスピス部長を経て、一九九四年より六年間、賛育会病院長を務め、退職。二〇〇〇年六月クリニック開業、在宅ケア支援グループ・パリアン設立。二〇〇七年厚生科学審議会科学技術部会委員。二〇一〇年第六回ヘルシーソサイエティ賞受賞。二〇一〇年厚生労働省がん対策推進協議会委員。

【著書】『家で死にたい――家族と看とったガン患者の記録』(保険同人社、一九九二年)、『やすらかな死――癌との闘い・在宅の記録』(日本基督教団出版部、一九九四年)、『在宅ホスピスケアを始める人のために』(医学書院、一九九六年)、『アクティブ・デス――真快和尚の死の選択』(岩波書店、一九九七年)、『生と死のはざまで』（保険同人社、二〇〇〇年）、『在宅ホスピス・緩和ケア——演習形式で学ぶケアの指針』（メジカルフレンド社、二〇〇三年）、『がん患者の在宅ホスピスケア』（医学書院、二〇一三年）。

【論文】『緩和ケア』第二一巻六号、（青海社、二〇一一年一一月刊行）から第二二巻五号（二〇一二年九月刊行）にかけて「在宅ホスピス緩和ケアにおけるチームアプローチ」全六回を掲載。

小森　英明（こもり　ひであき）

作家。浄土真宗僧侶（真宗高田派）。武蔵野大学仏教文化研究所研究員。東京看とり人プロジェクト（ＴＭＰ）副プロデューサー。

一九六二年生まれ。一九八九年東洋大学大学院文学研究科博士前期課程修了。文学修士（仏教学）。一九九二年真宗高田派得度、一九九四年同権中僧都授位。一九九七年より二年間、日本カウンセリングアカデミー（本科）にて國分康孝よりカウンセリングを学ぶ。一九九六年までサラリーマン生活を経験、一九九八年より医療系専門学校（救急救命士ならびに理学療法士養成）および福祉系専門学校（介護福祉士）にて死生学と生命倫理学を担当する。二〇〇七年より武蔵野大学仏教文化研究所研究員。二〇一一年震災の年、「東京看とり人プロジェクト（ＴＭＰ）」の立ち上げに参画、スピリチュアルケアの人材育成に携わる。日本スピリチュアルケア学会指導臨床会員、日本ことわざ文化学会理事、大学非常勤講師。

【著書】『仏教がわかる四字熟語辞典』（共編、東京堂出版、二〇〇八年）。分担執筆として、『論理療法の理論と実際』（國分康孝編、誠信書房、一九九九年）、『ことわざに聞く——その魅力と威力』、『教育とことわざ』、

『家族とことわざ』、『笑いとことわざ』（以上、日本ことわざ文化学会編、人間の科学新社、二〇一〇―二〇一三年）、『スピリチュアルケアの根底にあるもの――自分が癒され、生かされるケア』（窪寺俊之監修、遊戯社、二〇一二年）。

窪寺　俊之（くぼてら　としゆき）

聖学院大学人間福祉学部教授（こども心理学科長）、聖学院大学大学院教授。

一九三九年生まれ。博士（人間科学、大阪大学）。埼玉大学卒業（教育学部）、東京都立大学大学院（臨床心理学）に学ぶ。米国エモリー大学神学部卒（神学）、コロンビア神学大学大学院卒（牧会学）。米国、リッチモンド記念病院（ヴァージニア州）と淀川キリスト病院（大阪市）でチャプレン（病院付牧師）。イーストベイ・フリーメソジスト教会牧師（米国、サンフランシスコ市）。関西学院大学神学部教授を経て現職。日本臨床死生学会常任理事、スピリチュアルケア学会常任理事、日本神学会会員、日本福音主義神学会会員、実践神学の会会員、日本ホスピス・緩和ケア研究振興財団評議員。

【著書】『スピリチュアルケア入門』（三輪書店）、『スピリチュアルケア学序説』（同）、『スピリチュアルケア学概説』（同）、『スピリチュアルケアを語る――ホスピス、ビハーラの臨床から』（共著、関西学院大学出版会）、『続・スピリチュアルケアを語る――医療・看護・介護・福祉への新しい視点』（共著、同）、『緩和医療学』（共著）、『死生論』（共著、メンタルケア協会）、『系統看護学講座　別巻10　ターミナルケア』（共著、医学書院）、『癒やしを求める魂の渇き』（編著、聖学院大学出版会）、『スピリチュアルペインに向き合う』（編著、同）、『スピリチュアルコミュニケーション』（編著、同）、『スピリチュアルケアの実現に向けて』（編著、同）、など。

【訳書】シャロン・フィッシュ、ジュディス・シェリー『看護の中の宗教的ケア』（共訳、すぐ書房）、D・D・ウィリアムズ『魂への配慮』（訳、日本基督教団出版局）、モーリス・ワイルズ『神学とは何か』（訳、新教出版社）、ルース・L・コップ『愛するものが死にゆくとき』（共訳、相川書房）、など。

〈スピリチュアルケアを学ぶ５〉

愛《あい》に基《もと》づくスピリチュアルケア

——意味《いみ》と関係《かんけい》の再構築《さいこうちく》を支える——

2014年11月10日　初版第１刷発行

編著者　窪　寺　俊　之

発行者　阿 久 戸　光　晴

発行所　聖 学 院 大 学 出 版 会

〒362-8585　埼玉県上尾市戸崎1番1号

電話　048-725-9801

Fax.　048-725-0324

E-mail : press@seigakuin-univ.ac.jp

ISBN978-4-907113-10-0　C0311

スピリチュアルケアを学ぶ 4

スピリチュアルケアの実現に向けて　窪寺俊之 編著

——「第18回日本臨床死生学会大会」の取り組み

ISBN978-4-907113-05-6（2013）　2,300円（本体）

〈スピリチュアルケアを学ぶ〉シリーズのご案内

スピリチュアルケアを学ぶ 1

癒やしを求める魂の渇き 窪寺俊之 編著

――スピリチュアリティとは何か

ISBN978-4-915832-90-1（2011） 1,800円（本体）

スピリチュアリティと心の援助	窪寺　俊之
病む人の魂に届く医療を求めて	柏木　哲夫
スピリチュアリティの現在とその意味	島薗　　進
悲嘆とスピリチュアルケア	平山　正実
スピリチュアルなものへの魂の叫び	窪寺　俊之

スピリチュアルケアを学ぶ 2

スピリチュアルペインに向き合う 窪寺俊之 編著

――こころの安寧を求めて

ISBN978-4-915832-94-9（2011） 2,200円（本体）

第Ⅰ部

医療が癒やせない病 ――生老病死の日本的なスピリチュアルケア	カール・ベッカー
一臨床医のナラティブ ――自らのスピリチュアルペインと向き合って	西野　　洋
生きる意味を求めて ――ホスピスの経験から考える	窪寺　俊之

第Ⅱ部

「スピリチュアル／宗教的ケア」の役割と課題 ――高見順と原崎百子の闘病日記の比較研究	窪寺　俊之

スピリチュアルケアを学ぶ 3

スピリチュアルコミュニケーション 窪寺俊之 編著

――生きる希望と尊厳を支える

ISBN978-4-907113-02-5（2013） 2,200円（本体）

第Ⅰ部

スピリチュアルコミュニケーション ――生きる支え	林　　章敏
希望・尊厳・スピリチュアル ――緩和ケアからのアプローチ	清水　哲郎
無心とスピリチュアリティ ――日本的なスピリチュアルケアのために	西平　　直

第Ⅱ部

スピリチュアルケアと自殺念慮者へのケア	窪寺　俊之
医療および看護学のスピリチュアルアセスメントの特徴と問題点 ――牧会ケアとの比較を通して	中井　珠恵

臨床死生学研究叢書 3

死別の悲しみを学ぶ　　平山正実 編著

ISBN978-4-915832-91-8（2012）　4,000円（本体）

臨床死生学研究叢書 4

臨床現場からみた生と死の諸相　　平山正実 編著

ISBN978-4-907113-03-2（2013）　4,000円（本体）

〈臨床死生学研究叢書〉のご案内

臨床死生学研究叢書 1

死別の悲しみに寄り添う 平山正実 編著

ISBN978-4-915832-76-5（2008） 3,400円（本体）

臨床死生学研究叢書 2

死別の悲しみから立ち直るために 平山正実 編著

ISBN978-4-915832-83-3（2010） 4,000円（本体）

ヘンリ・ナウエンに学ぶ
——共苦と希望

平山正実・堀　肇 編著

ISBN978-4-907113-08-7（2014）　1,800円（本体）

ヘンリ・ナウエンは現代人の孤立・孤独・霊的渇きをどう理解し、それに応えるためにどのようにアプローチしたか。彼の私たちへのコミュニケーションのスタイルは何か。どうしてそれが私たちの魂を奪い、感動を与えるのか。素晴らしい著作群の背後にある創作の秘密をさぐります。ナウエンの霊性や思想の理解、相手と影響し合うコミュニケーション方法の理解に役立つ一冊となっています。

ソーシャルワーカーを支える
人間福祉スーパービジョン

柏木　昭・中村磐男 編著

ISBN978-4-915832-97-0（2012）　2,800円（本体）

高齢化とそれに伴う医療需要の増加により、保健・医療・福祉の連携が要請され、地域包括支援センター、病院の地域医療連携室、さらに退院支援、在宅医療、在宅介護などを例にとっても、ソーシャルワーカーへの期待は高まっています。本書は「スーパービジョン」および「スーパーバイザーの養成」の重要性を明らかにし、ソーシャルワーカーを支援しようとするものです。